> WILLKOMMEN IN DER ENER

„Du bist, was du iss

Ein altbekannter Spruch, der durch neue wissen…
eindeutig bestätigt wird. Der Einfluss des Verdauungstraktes auf unser Gesamtsystem ist enorm, die Gesundheit des Darms ist die Basis für Gesundheit und Wohlbefinden in allen Bereichen - physisch wie psychisch. In der Traditionellen Chinesischen Medizin (TCM) ist dieser Zusammenhang schon lange bekannt: Die Küche ist der wichtigste Schlüssel zum Tor eines umfassenden Wohlbefindens.

Mit der bewussten Auswahl unserer Lebensmittel und der entsprechenden Zubereitung können wir gezielt Körper und Geist beeinflussen. Patentrezept gibt es jedoch keines. Ernährung ist individuell und muss auf die Persönlichkeit, den Lebenstil und die Jahreszeiten abgestimmt werden. Was der einen Person gut tut, kann der anderen schaden. Nahrung ist mehr als bloß Essen. Nahrung ist Energie. Jedes Lebensmittel, jede Zubereitung hat ihre eigene Qualität. Das System der Fünf Elemente lässt uns hier Zusammenhänge und Wirkungsweisen leicht und schlüssig nachvollziehen. Vitalität ist kein Zufall. Fangen wir an, uns diese zu kochen.
Dazu laden wir Sie herzlich ein.

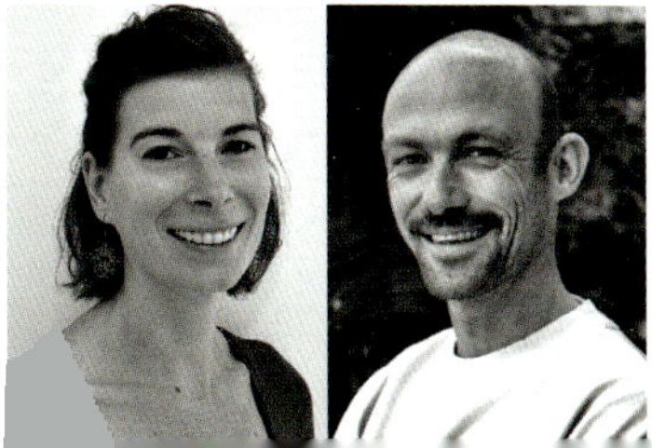

Manuela Taudes *Mike Mandl*

> DAS HOLZELEMENT

Der Frühling ist die dem Holzelement zugeordnete Jahreszeit. Es ist die Zeit des Neuanfangs und des Wachstums. Nach der langen Winterruhe drängt die Lebenskraft wieder nach außen und nach oben. Alles gedeiht, mit viel Bewegung und einer pulsierenden Dynamik. Die Natur erwacht. Das Leben erwacht. Auch in uns Menschen. Fenster auf, Türen auf, hinaus in die Natur, auf zu neuen Abenteuern. **Das Holzelement ist das Element von Aktivität und Expansion.**

Um den Rückenwind der frischen Frühlingsqualität optimal zu nutzen, gilt es, nach der Phase des Rückzugs und der Regeneration, den etwas eingeschlafenen Stoffwechsel wieder anzukurbeln. **Nicht ohne Grund ist diese Jahreszeit eine beliebte Fastenzeit.** Wir brauchen leichtes Gepäck, physisch wie psychisch, um uns unbelastet entfalten zu können. Der Fluss des Lebens, er will fließen, frei von der Leber weg. Stehen ihm Hindernisse im Weg, staut er sich. Stau führt zu Druck und auf Druck ist das Holzelement besonders sensibel. Denn Druck erzeugt Spannung, Druck erzeugt Enge. **Das Holzelement braucht aber Flexibilität und Raum. Weil Wachstum immer ein dynamischer Prozess ist, der stetige Anpassung und immer wieder neue Richtungswechsel erfordert.**

Aber nicht nur Druck kann unsere Flexibilität einschränken. Holz, das zu trocken wird, verliert seine Geschmeidigkeit, es wird spröde, es wird hart. **Und trockenes Holz beginnt leicht zu brennen.**

„Die richtige Ernährung für das Holzelement sorgt dafür, dass wir flexibel bleiben, dass wir nicht heiß laufen und dass wir uns leicht bewegen können, physisch wie psychisch."

Unsere Holzenergie braucht daher immer auch genügend Wasserenergie als Basis, auf die es zurückgreifen kann. Anders ausgedrückt: **Sind wir immer aktiv, sind wir immer in Bewegung, dann ist es wichtig, für eine entsprechende Balance zu sorgen.** Über Pausen. Oder über die Ernährung. Denn es kann nicht immer nur die Jahreszeit des Wachstums sein. Sonst laugen wir uns aus. Sonst laufen wir heiß. Körperlich, geistig, emotional. Dann sehen wir rot, dann sind wir gereizt, dann sind wir explosiv, dann kommt die Galle hoch und eine Laus läuft uns über die Leber. **Leber und Gallenblase zählen zum Holzelement.**

Wie auch Ärger und Zorn. Wie auch das hitzige Temperament und Anspannung. Nicht nur im Frühling gilt es also, das Holzelement zu unterstützen. **Jede Lebensphase, in der wir uns eingeschränkt oder überlastet fühlen, uns nicht wirklich entfalten können, ist eine Phase der stagnierenden oder zu trockenen Holzenergie.** Wollen Sie sich zum Blühen bringen? Dann gießen Sie sich! In der Küche.

Willkommen in der Energieküche

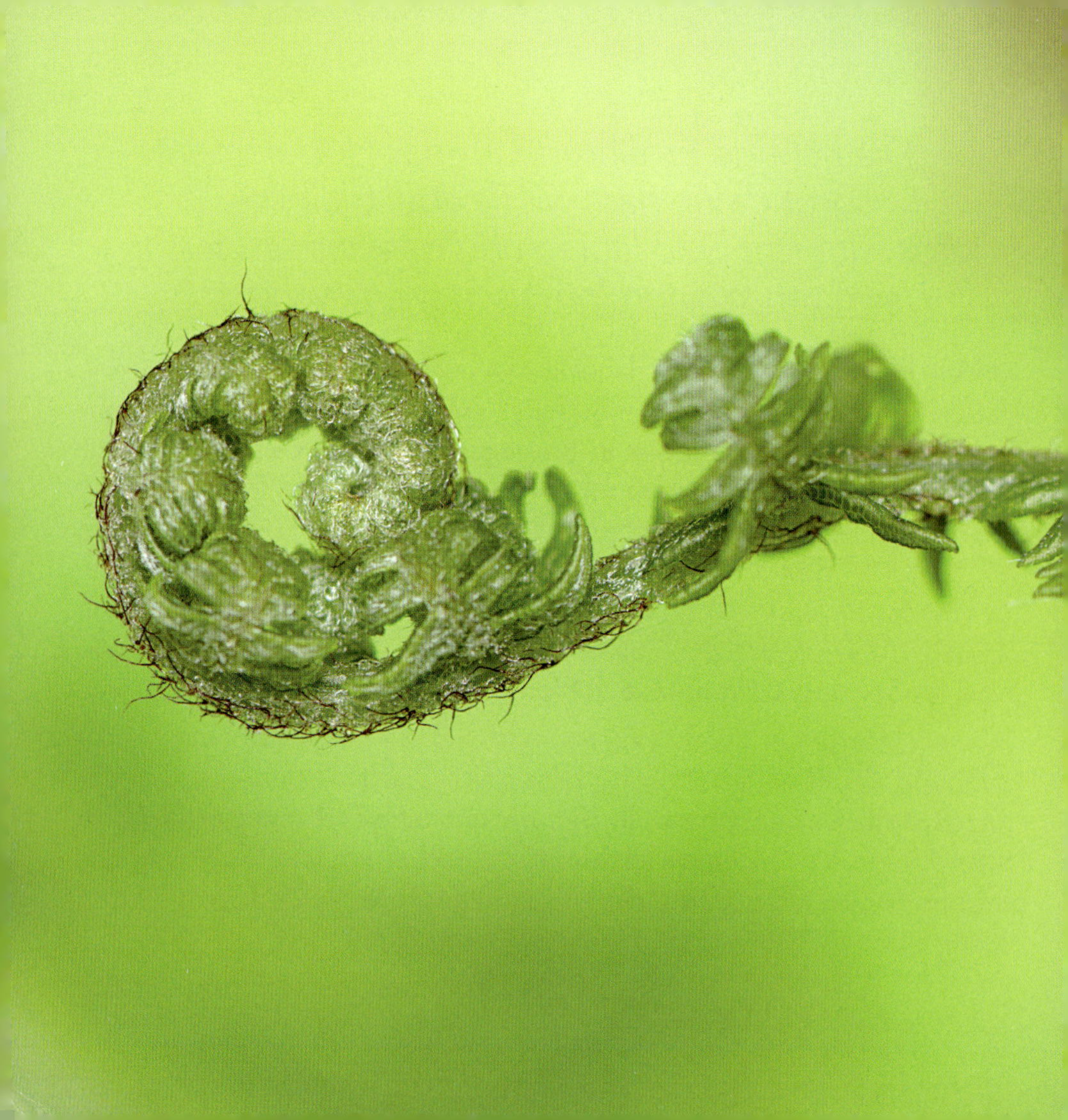

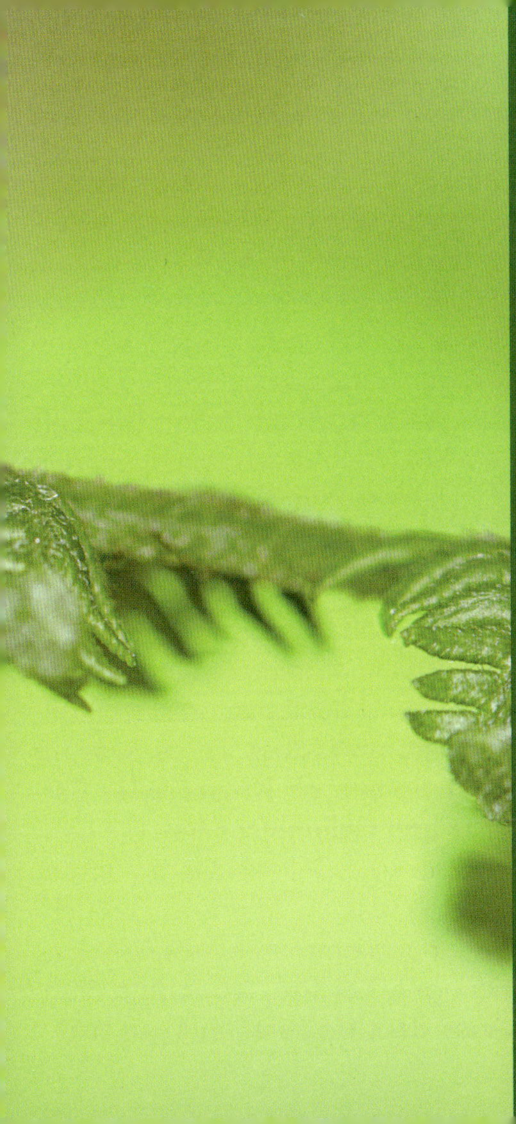

HOLZELEMENT
DAS KLEINE YANG

Jahreszeit	Frühling
Tageszeit	Morgen
Himmelsrichtung	Osten
Energierichtung	Expansion
Lebensabschnitt	Kindheit
Emotion	Aggression
Farbe	Grün
Geschmack	sauer
Sinnesorgan	Augen
Sinnesfunktion	sehen
Yin Organ	Leber
Yang Organ	Gallenblase
Organzeit Galle	23.00 - 01.00
Organzeit Leber	01.00 - 03.00
Körperteile	Sehnen, Bänder, Nägel

„Das Holzelement braucht Flexibilität und Raum. Weil Wachstum immer ein dynamischer Prozess ist, der Anpassung und Richtungswechsel erfordert."

> KOCHEN FÜR DAS HOLZELEMENT

Nach dem langen Winter tut es richtig gut: Das erste Grün, das sich zu zeigen beginnt. **Wachstum passiert von selbst, stimmen die Vorraussetzungen.** Ein nährstoffreicher Boden, genügend Feuchtigkeit, dazu Licht und Wärme, so wachsen Pflanzen leicht und schnell. Wollen wir die Frühlingsqualität in uns zur vollen Entfaltung bringen, können wir mit unserer Ernährung die notwendigen Vorraussetzungen schaffen. **Entfaltung braucht Raum und Leichtigkeit. Auch am Teller. Die Zeit der üppigen Wintermahlzeiten ist vorbei.** Wir müssen nicht mehr heizen, speichern, aufbauen. Wir wollen uns bewegen. **Das Holzelement in uns freut sich, wird es nicht mit schwerer Kost belastet. Es freut sich, wenn es entlastet wird.**

Bewegung ins System kommt durch das große Angebot an saisonalen Lebensmitteln. Die Frische macht's. Frühlingskräuter, Blattgemüse, Radieschen und Konsorten, alles hervorragend geeignet, um den Stoffwechsel in Schwung zu bringen. **Zudem kommt, dass vieles, was im Frühling wächst - ob Löwenzahn oder Spinat, ob Kresse oder Bärlauch - eine direkte Wirkung auf Leber und Gallenblase hat,** die dem Holzelement zugeordneten Organe. Leber und Gallenblase brauchen, wie das erste Grün im Frühling, das richtige Maß an Wärme und Feuchtigkeit, um ihren Aufgaben reibungsfrei nachkommen zu können. Das müssen wir auch im Kochstil berücksichtigen. **Leichte, lebendige Nahrung ohne Extreme ist genau das, was dem Holzelement gut tut!**

> WAS DEM HOLZELEMENT GUT TUT

> **REDUKTION UND FASTEN:** Zu viele Kalorien, zu viele leere Kohlenhydrate wie weißer Zucker oder Teigwaren, zu viel Fleisch, zu wenig Bewegung: Ein Lebensstil der weit verbreitet ist. Das fördert die Einlagerung von Fett in der Leber. Das Resultat: Eine eingeschränkte Funktion. **Immerhin, die Leber ist das größte innere Organ und die größte Drüse im menschlichen Körper.** Sie ist ein mächtiges Kraftwerk und ihre drei Millionen Leberzellen haben täglich alle Hände voll zu tun. An die 500 Aufgaben haben sie zu erfüllen und sind an vielen Prozessen maßgeblich beteiligt, ob Entgiftung, Stoffwechsel, Blutbildung oder Immunsystem. **Helfen Sie ihrer Leber und gönnen Sie ihr öfters eine Pause. Am besten mit Fasten.**

„Frei von der Leber soll das Leben sein. Belastung und Stagnation verhindern diese Entfaltung."

Fasten ist ein einfaches wie effizientes Mittel, um dem Holzelement Gutes zu tun. In vielen Kulturen ist die gesundheisfördernde Wirkung des Fastens verankert, vor allem im Frühling. 40 Tage dauert zum Beispiel die klassische Fastenzeit von Aschermittwoch bis Ostern. Fastenmethoden gibt es jedoch viele. **Was zählt: Extreme zu vermeiden. Jede vernüftige Reduktion für einen vernünftigen Zeitraum entlastet die Leber, der es nämlich schnell zu viel wird**.

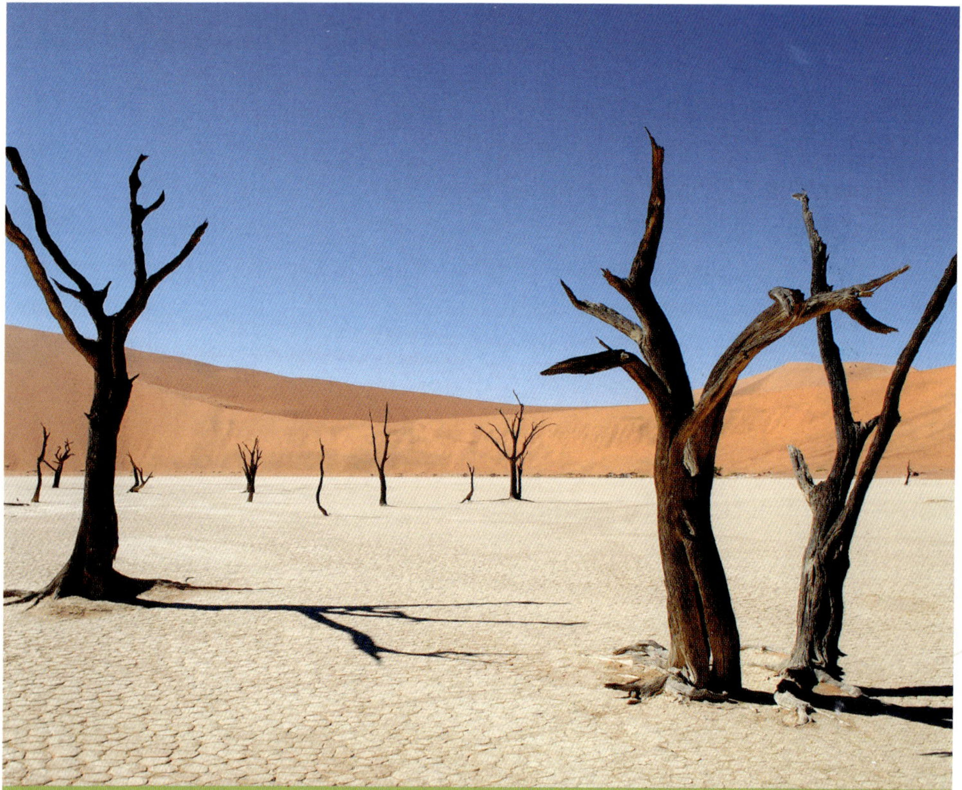

Wie in der Natur: Durch zu viel Hitze und zu wenig Feuchtigkeit können wir unser Holzelement austrocknen. Das macht sich bemerkbar. Das Resutlat sind brüchige Haare, brüchige Fingernägel, spröde Sehnen und empfindliche Bänder (mangelnde Flexibilität) oder trockene und leicht reizbare Augen. Auch geistig und emotional trocknen wir aus. Wir verlieren den Frühling im Leben.

> **WAS ZU VERMEIDEN IST:** Drei Aspekte machen die Holzqualität in uns besonders mürbe und der Leber zu schaffen: Druck, Trockenheit, Hitze. Lebensmittel und Zubereitungsmethoden, die diese Zustände hervorrufen, sind daher auf jeden Fall zu vermeiden. **Druck entsteht durch zuviel üppiges Essen, vor allem durch gesättigte Fettsäuren, aber auch durch schnell ins Blut gehende Kohlenhydrate wie Zucker oder Weißmehl.** Die Leber muss als Endlager für diesen Überschuss herhalten. Das belastet sie. Und setzt sie unter Druck. Daher Hände weg von Frittiertem, Paniertem oder Gegrilltem. Tierische Fette sind allesamt gesättigt. Besonders belastend: Fette Käsesorten, Wurst oder Speck. Noch schlimmer: Transfette, also chemisch gehärtete Fette. Sie finden sich fast überall: In Chips, Pommes, Blätterteig, Fertigsuppen, aber auch in Müsliriegeln oder Frühstücksflocken. Zudem kommt: **Die Leber leidet als Entgiftungszentrale unter jeglicher Form von Zusatzstoffen in unserer Ernährung,** ob Konservierungsmittel, Farbstoffe, Geschmacksverstärker oder Stabilisatoren. Wer dem Holzelement Gutes tun will, streicht Fertigprodukte und denaturierte Nahrung vom Speiseplan.

Trockenheit und Hitze enstehen wiederum durch Zubereitungsmethode, Geschmacksrichtung und thermische Wirkung. Vor allem Scharfes belastet das Holzelement. Scharf macht uns heiß, scharf trocknet aus. Ein gut gemeintes Chili treibt den Schweiß aus den Poren. Ein stark gewürztes Lammfleisch macht durstig. Scharf ist gut, um einzuheizen. Scharf und heiß sind gut im Herbst und Winter. Aber zuviel Sonne und Hitze im Frühling dörren eine Pflanze aus. Sie wächst nicht mehr.

Zu viele heiße Lebensmittel mit scharfem Geschmack machen aus der saftig grünen Frühlingsenergie in uns eine Steppe. Scharfe Lebensmittel sind zum Beispiel Nelken, Curry, Ingwer, Knoblauch, Lauch oder Zwiebel, genauso wie die beliebten Gewürztees, aber auch alle Formen von scharfen alkoholischen Getränke. **Hitze entsteht ebenso durch bestimmte Zubereitungsmethoden wie Grillen oder scharfes Anbraten.** Diese Kochformen sind hervorragend, um Kältezustände zu vertreiben. Unser Holzelement reagiert darauf allerdings wie in einer Trockenkammer. Es verliert schnell an Flüssigkeit. Austrocknend wirken auch Lebensmittel mit einem geringen Wassergehalt, wie Toastbrot, Knäckebrot oder salziges Knabbergebäck. Die Frage ist also: Wie können wir das Holzelement feucht, flexibel und lebendig halten?

> **SAUER MACHT LUSTIG:** Sauer ist der dem Holzelement zugeordnete Geschmack. **Sauer schützt die Leber. Weil sauer in der Traditionellen Chinesischen Medizin die Feuchtigkeit im Körper bewahrt.** Sauer steht dabei in Opposition zum scharfen Geschmack. Scharf öffnet die Poren, scharf bewegt Energie. Essen sie eine Jalapeno, um sich davon zu überzeugen. Oder beißen sie in eine Zitrone. Sauer zieht zusammend, verschließt die Oberfläche des Körpers und leitet die Energie nach innen. **Diese spezielle Wirkung schützt vor dem Austrocknen. Das Holzelement bleibt dadurch flexibel und geschmeidig.** Das macht fröhlich und zufrieden. Wie immer gilt jedoch: Zuviel des Guten ist selten gut. **Übertreibt man mit dem sauren Geschmack, kann diese zu Feuchtigkeitsproblemen und Stagnation führen.**

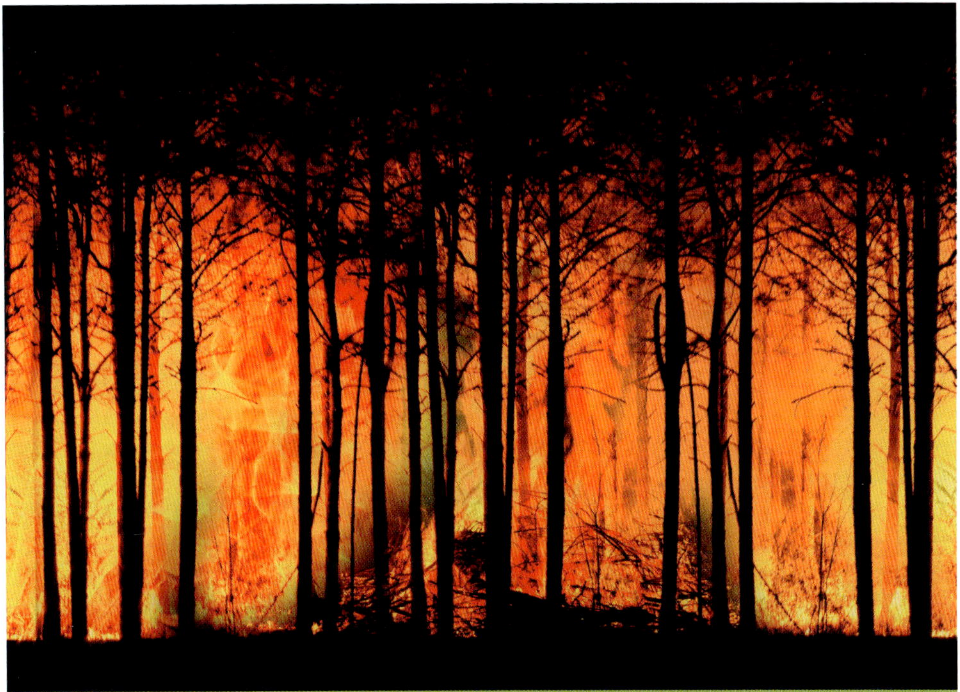

Stehen wir lange unter Druck, fehlt uns der Freiraum zur Entfaltung, dann laufen wir heiß, wir sehen rot, die Galle kommt uns hoch, wir sind jähzornig und reizbar. Die Traditionelle Chinesische Medizin spricht von Leber-Feuer oder aufsteigendem Leber-Yang. Die dazugehörigen Symptome spiegeln die Hitze und den hochlodernden Charakter des Feuers wieder: Starke Kopfschmerzen, hoher Blutdruck, roter Kopf oder leicht entzündliche Augen. Natürlich brennt das Feuer auch in der Nacht weiter. Die Folge: Schlafstörungen mit intensiven Träumen, Albträumen oder Nachtschweiß. Hier gehört die Leber gekühlt.

> BLUT UND YIN SIND AUFZUBAUEN BEI FOLGENDEN SYMPTOMEN

Anämie, Eisenmangel, chronische Müdigkeit, innere Unruhe
brüchige Nägel und Haare, Haarausfall
trockene Augen, Lichtempfindlichkeit, Nachtblindheit
Probleme mit Sehnen und Bändern, Muskelzittern und -schwäche
niedriger Blutdruck, Schwindel, benommenes Gefühl
unruhiger Schlaf, Schlafstörungen mit Albträumen
spärliche Menstruation, Zwischenblutungen, Unfruchtbarkeit
trockener Stuhl, trockener Mund, trockene Haut und Schleimhäute

> HITZE UND YANG SIND ZU KÜHLEN BEI FOLGENDEN SYMPTOMEN

starke Kopfschmerzen (plötzlich), Bluthochdruck
rote Augen, Bindehautentzündung, erhöhter Augeninnendruck
Einschlafstörungen, Schlafstörungen, Albträume, Nachtschweiß
Starke Menstruationsblutung, PMS, Zahnfleischbluten, Nasenbluten
Gereiztheit, Unruhe, explosive Emotionen, Jähzorn
Hitzewallungen
Ohrensausen, Gehörsturz, Tinnitus (hoher Ton)
Rotes Gesicht, heißer Kopf, Hitzewallungen, starker Körpergeruch
Schwindel, Drehschwindel

Wegen der bewahrenden Wirkung sollten saure Lebensmittel generell gemieden werden bei: Feuchtigkeitsproblemen wie Ödemen, Übergewicht mit Flüssigkeitsansammlungen, Verschleimung (häufiger Schnupfen, Nebenhöhlenproblemen...), entzündlichen Übersäuerungszuständen (Gastritis...), aber auch bei akuten wie chronischen Krankheiten.

> **DAS GUTE AM BITTEREN: Bitterstoffe haben einen positiven Effekt auf Leber und Gallenblase.** In der Traditionellen Chinesischen Medizin ist neben der Geschmacksrichtung auch die thermische Wirkung wichtig. Die Kombination ist entscheidend: Bitter und kühl / kalt (z.B.: Chicoree, Endiviensalat, Rucola…) tun dem Holzelement gut. Bitter und warm / heiß (z.B.: Lorbeer, Kaffee, Kakao…) können das Holz austrocknen. Der bittere Geschmack hat eine nach unten gerichtete und ausleitende Wirkung. **Diese nach unten gerichtete Wirkung kann heiß gelaufenes Holz kühlen, sprich bei allen aufsteigenden Hitzesymptomen sind bitter kühlende Zutaten das Mittel der Wahl.** Bitterstoffe können auch dazu beitragen, dass es erst gar nicht zu Hitze kommt. Sie stimulieren die Verdauungsorgane. Gallenflüssigkeit, Magensäfte und Insulin werden freigesetzt, zusätzlich werden Leber und Stoffwechsel angeregt. Belastendes Fett wird besser aufgeschlüsselt, Nährstoffe werden besser assimiliert, Blutmenge und Blutqualität nehmen zu, das hält das Holz flexibel, feucht, geschmeidig. **Zudem sorgen Bitterstoffe dafür, dass ein Säureüberschuss im Körper abgebaut und ausgeschieden werden kann.**

Bitterstoffe liefern dabei nicht nur Basen, sondern unterstützen auch deren Produktion. Aber wie beim sauren Geschmack gilt: Ein Zuviel vermeiden!

> **DÜNSTEN, BLANCHIEREN, FERMENTIEREN:** Wie man das Holzelement am schnellsten aus dem Gleichgewicht bringt? Mit einem stark gewürzten, fetten Stück Fleisch vom Grill. Dazu eine große Menge Alkohol. Das Holzelement mag genau das Gegenteil: **Sanfte Zubereitungsverfahren mit geringer Hitze bei Erhalt der Flüssigkeiten und Inhaltsstoffe.** Dünsten, kochen, blanchieren. Die Frische, den Frühling im Essen bewahren. Das ist wichtig. Besonders zu empfehlen: **„Kaltes Kochen", wie die Fermentation mit Mikroorganismen genannt wird.** Fermentierte Lebensmittel enthalten zahlreiche natürliche Enzyme und aktive Milchsäurebakterien. Daher auch der saure Geschmack. Wir erinnern uns: Sauer bewahrt. Das saure Milieu sorgt zudem für eine lange Haltbarkeit. Der positive Einfluss auf den Verdauungstrakt ist enorm. Man spricht von probiotischen Produkten. Pro: Für. Biotisch: Lebendig. Die Milchsäurebakterien unterstützen vor allem die Darmflora.

DIE LEBER IN DER TRADITIONELLEN CHINESISCHEN MEDIZIN

- Die Leber ist ein sehr aktives Organ und tendiert zu Hitze und Stagnation. Daher soll man die Leber kühl halten und entlasten.
- Die Leber neigt schnell zu Trockenheit.
- Blut und Yin sind für die Leber besonders wichtig, um ihre Tendenz zu Trockenheit und Hitze auszugleichen.
- Ist Hitze bereits vorhanden, gehört diese dringend gekühlt.

Der Darm verwertet, verarbeitet, scheidet aus. Je besser er seine Arbeit macht, desto weniger wird die Leber belastet, da sie sich um weniger „Abfall" kümmern muss. **Wer gerne Fleisch ist, sollte unbedingt mehr fermentierte Produkte zu sich nehmen.** Nicht ohne Grund ist Sauerkraut eine beliebte Beilage zu deftigen Gerichten. Das Wissen um diese Balance ist auch in unserem Erfahrungsschatz enthalten. **Fermentierte Produkte verlieren viel von ihrer wohltuenden Kraft, wenn sie pasteurisiert und gekocht werden**. Das Selbermachen ist nicht schwer. Nur so wird auch der volle Umfang an Vitaminen erhalten.

> **VITAMINE:** Das Holzelement liebt sie. Sie wirken wie organischer Dünger, der Pflanzen bei der Entfaltung hilft. Sie haben Anteil am Stoffwechsel, am Aufbau körpereigener Substanzen wie Enzyme, Hormone oder Blutzellen. Nur: **Die Vitamine sollen aus der Nahrung kommen, nicht aus Präparaten**. Denn: Ein Zuviel tut der Leber gar nicht gut.

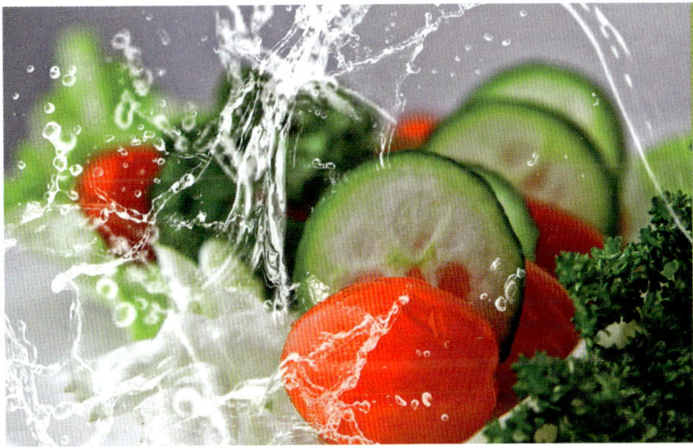

Frühlingsenergie auf dem Teller: Vor allem Salate vereinen viele Aspekte, die der Holzqualität gut tun. Frisch, leicht, lebendig, voller Vitamine und Vitalstoffe. Dazu Blattgemüse, Sprossen und ein Joghurt-Dressing. Das kühlt und befeuchtet das hitzige Temperament der Leber.

+ GUT FÜR DAS HOLZELEMENT

frische, natürliche Lebensmittel ohne Zusatzstoffe
grüne Blattgemüse, Salat, frische Kräuter, Sprossen
Grünkohl, Kohlsprossen (Rosenkohl), Brokkoli, Kohlrabi
milchsauer vergorene Lebensmittel
sanfte Zubereitung beim Kochen: Dünsten, Kochen, Blanchieren
frische Beeren (Brom-, Erd-, Him-, Maul-, Heidelbeeren)
Avocado, grüner Spargel, Tomaten, rote Rübe
Marille (Aprikose), Weintraube, Zwetschke (Pflaume), Zitrone
Algen

- SCHADET DEM HOLZELEMENT

scharfe Gewürze wie Ingwer, Zimt, Nelken, Chili, Curry
scharfe Gemüse wie Knoblauch, Lauch, Zwiebel (vor allem roh)
zu viel Fleisch und Wurst (v.a. harte Wurst), fetter Käse
zu viel Frittiertes, Paniertes, Gegrilltes und scharf Angebratenes
Gewürz-Tee (Yogi-Tee), Chai, Ingwertee
Konservierungsmittel, Zusatzstoffe, denaturierte Nahrung
zu viel Essen, Überessen, Fertigprodukte
schnell ins Blut gehende Kohlenhydrate (Zucker, Weißmehl)
zu viel trockenes Essen wie Knabberwaren, Toastbrot, Knäckebrot
Alkohol (scharf), Cocktails, Rotwein (schwefelhältig)

> LEBENSMITTEL HOLZELEMENT

„Lebensmittel werden in der Traditionellen Chinesischen Medizin aufgrund ihrer spezifischen Eigenschaften jeweils einem gewissen Element zugeordnet. Derartige Eigenschaften können Geschmack, Farbe, Inhaltsstoffe oder auch Aussehen sein."

Darüber hinaus existiert die sogenannte thermische Wirkung von Lebensmitteln. Die thermische Wirkung bedeutet, dass wir mit bestimmten Lebensmitteln unser System wärmen oder kühlen können. Das Wissen um diese thermische Wirkung ist einer der größten Schätze der Tradtionellen Chinesischen Medizin. Diese Wirkung kann jede Person leicht selber erfahren, diese Wirkung ist auch in unserem Kulturkreis verankert. Im Winter gibt es Glühwein. Der Wein, erhitzt mit wärmenden Gewürzen. Im Sommer gibt es Weißwein mit Eiswürfen, Mineralwasser und Zitrone. Das eine wärmt. Das andere kühlt. Niemand würde auf die Idee kommen, es umgekehrt zu machen. Bei vielen Lebensmitteln ist die Wirkung zwar subtiler, nichts desto trotz ist sie vorhanden. **Die thermische Wirkung wird in kalt, erfrischend, neutral, warm und heiß eingeteilt.** Wer sein Holzelement unterstützen will, soll vor allem heiße Lebensmittel reduzieren, da diese eine austrocknende Wirkung haben. Frost kann sich entwickelnden Pflanzen ebenfalls schaden.

LEBENSMITTEL, DIE EINEN EINFLUSS AUF DAS HOLZELEMENT HABEN

Diese Tabellen beinhalten auch Lebensmittel, die zwar nicht direkt dem Holzelement zugeordnet sind, jedoch einen positiven Einfluss auf das Holzelement haben und in der „Holzküche" auf jeden Fall eingesetzt werden sollten.

thermisch warm

Fleisch & Tierprodukte: Schlagobers

Fisch & Meeresfrüchte: Aal, Garnelen, Hering, Lachs, Sardelle, Tintenfisch

Obst & Gemüse: Datteln, Granatapfel, Kirsche, Litschi, rote Weintraube, Zwetschke, Rettich

Getreide & Kräuter: Grünkern, Petersilie

Sonstiges: Essig, Pinienkerne

thermisch erfrischend

Fleisch & Tierprodukte: Hühnerleber, Kalbsleber, Joghurt, Sauerrahm, Sauermilch, Schwein

Hülsenfrüchte: schwarze Sojabohne

Getreide & Kräuter: Amarant, Dinkel, Couscous, Weizen, Kresse

Obst & Gemüse: Artischocke, Brokkoli, Endivien, Vogerlsalat, Radicchio, Radieschen, rote Rüben, Sellerie, sauer eingelegtes Gemüse, Sauerkraut, Stangensellerie, Spinat, Tomate, Brombeere, Erdbeere, Johannisbeere, Maulbeere, Orange, Preiselbeere, Sauerkirsche, Stachelbeere, Grapefruit, Himbeere, Mandarine

Sonstiges: Austernpilze, Champignon, Sesam, Spirulina

thermisch kalt

Fleisch & Tierprodukte: Ente, Knochen

Fisch & Meeresfrüchte: Austern

Obst & Gemüse: Chicorée, Kaki, Löwenzahnblätter, Zitrone, Kiwi, Rhabarber, Sauerampfer

Sonstiges: Kombu, Wakame

SO SCHMECKT DAS HOLZELEMENT

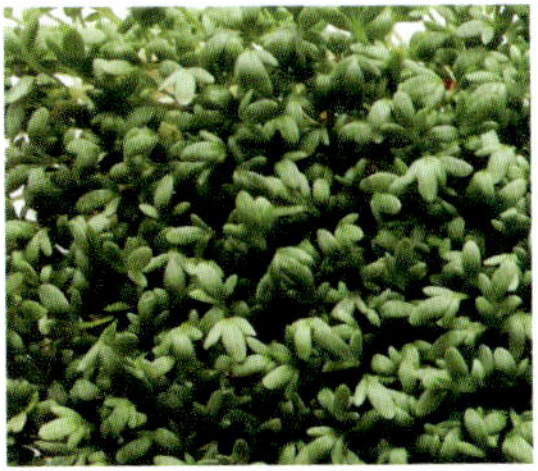

Sprossen und Keimlinge sind Holzelement pur. Wie zum Beispiel die Kresse. Die sanfte Schärfe hat eine bewegende Wirkung auf die Leber. Zudem kühlt sie bei Hitzezuständen.

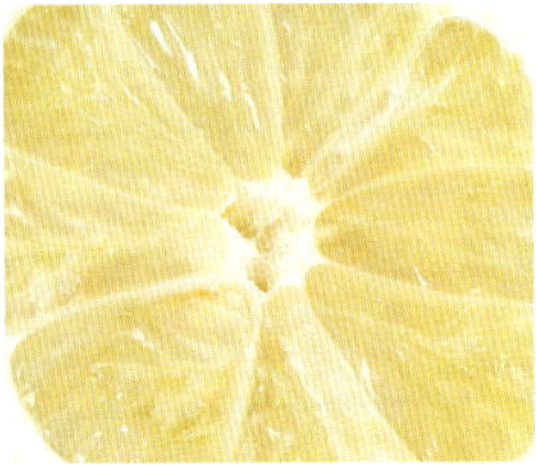

Der saure Geschmack der Zitrone wirkt stark zusammenziehend. In geringem Maße genossen, kann er das Holz vor dem Austrocknen schützen. Ein Übermaß schnürt das Holz ein.

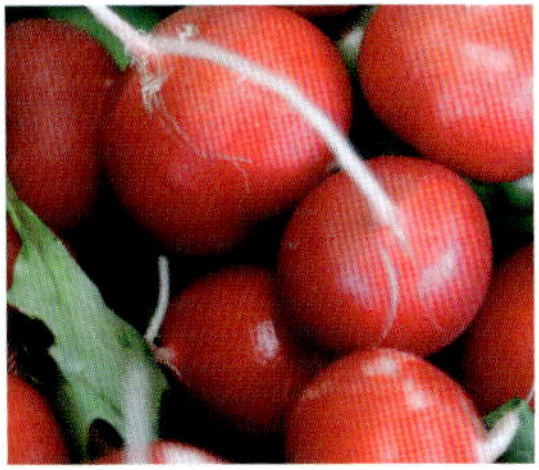

Viel Fett, viel Eiweiß, üppiges Essen, das mag die Leber nicht. Radieschen eignen sich hervorragend, um hier eine Balance herzustellen: Sie wirken kühlend und Energie bewegend.

Kalte Lebensmittel kommen nur bei Feuerzuständen zum Einsatz. **Viele Lebensmittel, die dem Holzelement gut tun, sind allerdings dem Element Erde zugeordnet.** Warum? Weil das Erdelement den Verdauungstrakt repräsentiert und dieser dafür sorgt, dass ausreichend Blut produziert wird, um das Holz geschmeidig zu halten. **Unser Verdauungstrakt ist wie ein Ofen. Verbrennt er gut, bleiben weniger Rückstände.** Rückstände aller Art belasten wiederum die Leber in ihrer Funktion als Entgiftungs- und Stoffwechselorgan. Der Geschmack des Erdelements ist süß. Und süß hat in der Traditionellen Chinesischen Medizin eine befeuchtende Wirkung. Auch das tut dem Holzelement gut.

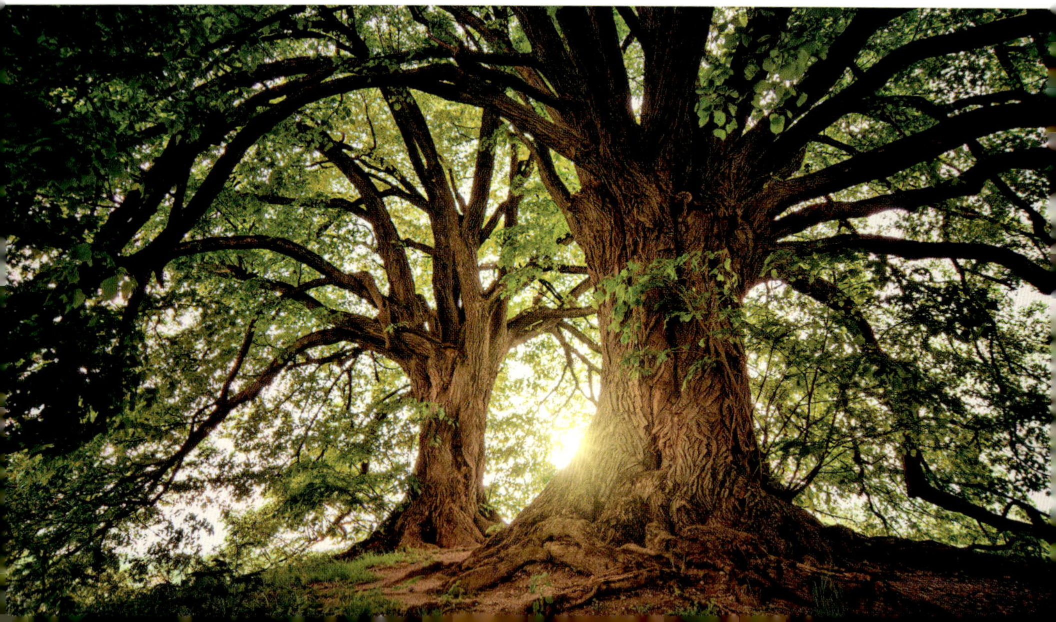

REZEPTE

Die meisten Rezepte in diesem Buch eignen sich hervorragend, um das Holzelement generell zu unterstützen. Manche bauen aber gezielt Blut und Yin auf. Manche kühlen gezielt überschüssiges Feuer ab. Der Schwerpunkt der Wirkungsweise ist bei jedem Gericht angegeben.

Will man Blut und Yin aufbauen oder Feuer kühlen, empfiehlt es sich, die Basisrezepte für das Holzelement zwei- bis dreimal pro Woche mit einem jeweiligen Gericht aus der entsprechenden Kategorie zu unterstützen. Manchmal geht es aber auch darum, mit der Ernährung eine intensive Korrektur vorzunehmen. Dann können zum Beispiel Gerichte mit der jeweiligen Wirkung auch täglich auf dem Speiseplan stehen, allerdings nicht länger als über einen Zeitraum von 14 Tagen.

> IN DER KÜCHE BEACHTEN

> **QUALITÄT:** Die Qualität der verwendeten Zutaten ist entscheidend. Ist es ein Lebens- oder bloß ein Nahrungsmittel? In den Lebensmitteln steckt Leben. Biologische Herkunft ist daher ein Muss. Heimische und saisonale Lebensmittel sind zu bevorzugen, außer es gibt kein vergleichbares Produkt, um eine bestimmte Wirkung zu erzielen (z.B.: Algen). Alle Zutaten sollen vollwertig sein, also nicht raffiniert oder künstlich aufgeschlüsselt. Zusatzstoffe sind ebenfalls strikt zu meiden.

> **FRISCH:** Frisch ist die Energie des Holzelements. Je frischer die Lebensmittel, desto besser ist das für die Holzküche. Tiefkühlkost wirbt zwar gerne mit Frischegarantie. Frisch bedeutet aber: Vor kurzem noch am Feld oder im Garten. Frische Kräuter sind besser als getrocknete. Unpasteurisierte Lebensmittel sind besser als pasteurisierte.

> **GRÜN:** Ist die Farbe des Holzelements. Grüne Lebensmittel haben daher eine höhere Affinität zum Holzelement. Viele grüne Lebensmittel haben auch ein expansives Wachstum. Sie entwickeln sich schnell. Sie wachsen schnell. Auch das ist eine Qualität des Holzelements.

> **KOCHEN:** Am besten ist das Kochen mit Feuer. Ein Holzkamin verbreitet eine andere Wärme als ein Elektroofen. Feuer ist lebendig. Feuer ist Energie. In städtischen Haushalten ist das Kochen mit Gas die beste Alternative. Ist dies nicht möglich, ist die klassische Herdplatte gegenüber, zum Beispiel, einem Induktionsfeld zu bevorzugen.

Hochwertiges Küchengerät leistet einen wesentlichen Beitrag zur Energieküche. Die Grundausstattung muss nicht umfangreich sein. Ein qualitativ gutes und scharfes Messer ist Pflicht. Die Lebensmittel sollen geschnitten und nicht zersägt werden. Kochgeschirr aus Gusseisen, emailliertem Gusseisen, Eisen, Edelstahl oder Keramik/Glas-Töpfe bzw. Pfannen sind Aluminium und Antihaftbeschichtungen klar vorzuziehen.

> ERNÄHRUNGSUMSTELLUNG?

Seine Ernährung umzustellen ist kein leichter Prozess. Es ist ein langfristiges Projekt. Folgende Tipps helfen dabei:

> **SCHRITT 1:** Zuerst einfach die Dinge weglassen, die dem Holzelement am meisten schaden (siehe Seite 18). Dabei aber konsequent sein.

> **SCHRITT 2:** Unser Gaumen ist meist überreizt. Wir haben den Geschmack am guten Geschmack verloren. Daher: Fertigprodukte, Fast Food oder üppiges Restaurant-Essen meiden.

> **SCHRITT 3:** Um das Holzelement zu stärken, mit drei bis vier speziellen „Holz-Gerichten" pro Woche beginnen. Sukzessive kann dann der Anteil an „Holz-Nahrung" erhöht werden. Vor allem im Frühling oder in Zeiten von Druck und Überlastung.

> **SCHRITT 4:** Über allen Empfehlungen steht: Spaß haben! Kochen neu entdecken. Die Alchemie der Küche entdecken. Guten Appetit.

WEIZEN ODER DINKEL CONGEE

› FRÜHSTÜCK, MAHLZEIT › 1 PERSON
› WIRKUNG: YIN AUFBAUEND, BLUT AUFBAUEND, KÜHLEND

Zutaten

- *Dinkel, Weizen (eine Tasse Getreide reicht für mehrere Tage)*

Zubereitung: Das Getreide waschen und dann im Verhältnis 1:10 (1 Teil Getreide, 10 Teile Wasser) in einem großen Topf aufkochen lassen. Danach die Flamme auf die kleinste Stufe zurückstellen und 4-6 Stunden köcheln lassen. Je länger das Congee kocht, desto mehr Energie kann der Brei entwickeln. Das Congee kann für mehrere Tage vorgekocht werden. Je nach Gusto und Laune kann man das Congee verfeinern. Zu jeder Portion Congee einen EL kalt gepresstes Leinöl hinzufügen (Omega 3 Fettsäuren und Vitamin E). Das Öl darf nicht mehr mitgekocht werden.

Varianten, um den blutaufbauenden Aspekt noch mehr zu fördern:

- Frühlingszwiebel, Spinat und zerstoßene Walnüsse mit etwas Öl anrösten. Mit Pfeffer, Salz und viel Petersilie würzen.
- Datteln, Birnen, Nüsse und gemahlenen Kardamom ca. 20 min mitköcheln.
- Datteln, eine Scheibe Ingwer und zerstoßene Mandeln mitkochen und mit Kirschkompott verfeinern.
- Weich gekochtes Ei im Congee mit frischer Kresse würzen.

- Hühnerfleisch (am besten Schenkel ohne Haut) mitkochen, Fenchel und Karotten kurz vor dem Ende der Kochzeit hinzufügen.

Varianten, die bei Trockenheit und Hitzesymptomen helfen:

- Zucchini, Champignons und Sprossen (z.B. Soja) mit Olivenöl und wenig Hitze anbraten, unter das Congee mischen, mit gehackter Minze würzen.
- Würfelig geschnittene Melanzani, Sellerie und Brokkoli mitkochen mit frischen Kräutern oder Kresse würzen.
- Frisch gerissene Radieschen

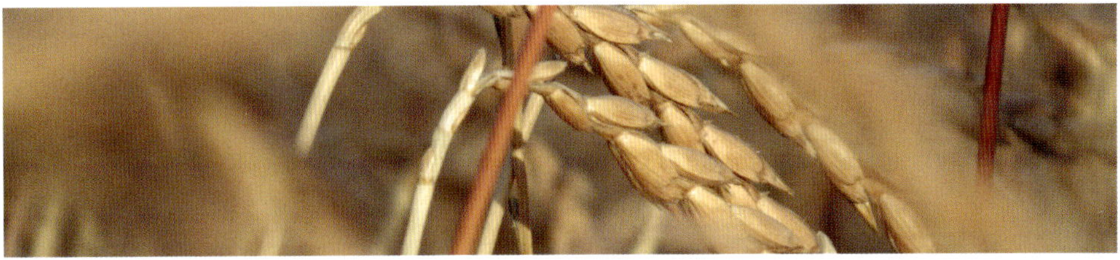

DINKEL: Der gerne als Urweizen bezeichnete Dinkel wurde bereits vor 8.000 Jahren in Ägypten angebaut und wurde von Hilgedard von Bingen als der Allrounder schlechthin geschätzt. Mit gutem Grund: In der TCM wirkt Dinkel nährend für das Qi (Energie), das Blut und das Yin, was vor allem der Leber zugute kommt, die aufgrund ihres hitzigen Temperamentes Blut und Feuchtigkeit braucht, um nicht heiß zu laufen. Dinkel liefert zudem mehr Spurenelemente und Mineralstoffe als Weizen, vor allem ein hoher Kieselsäureanteil zeichnet ihn aus. Zudem gilt Dinkel als gute Quelle für die Aminosäure Tryptophan, die für die Bildung von Serotonin zuständig ist. Das deckt sich mit der Ansicht der TCM: Dass Dinkel auch eine positive Wirkung auf den Geist hat.

COUSCOUS MIT NÜSSEN UND APFELKOMPOTT

> FRÜHSTÜCK > 1 PERSON
> WIRKUNG: BLUT AUFBAUEND, YIN AUFBAUEND

Zutaten Couscous

- *Ca. 4 EL Couscous pro Portion*
- *1 EL Butter*
- *2 EL gehackte Mandeln und Haselnüsse*
- *1 EL Sonnenblumenkerne*
- *2-3 Datteln*
- *Prise Zimt*

Zutaten Apfelkompott

- *600g saure Äpfel*
- *Ca. 1/4l Wasser*
- *2 Datteln halbiert*
- *Eine Zimtstange, 4-5 Nelken*
- *Zitronensaft und geriebene Schale einer halben Zitrone*

Zubereitung: Das Wasser mit den Datteln, den Gewürzen, der Schale und einem Spritzer Zitronensaft aufkochen. Dann die geschnittenen Äpfel dazugeben und köcheln lassen. Äpfel entweder bissfest oder bis zum Zerfallen kochen. Das Kompott eignet sich hervorragend zum Einkochen auf Vorrat. Den Couscous goldgelb anrösten und mit etwas heißem Wasser aufgießen.

Die gehackten Datteln dazugeben und das Ganze kurz köcheln und dann nachquellen lassen. Die Nüsse und die Sonnenblumenkerne in einer Pfanne anrösten und dann unter den Couscous mit der Butter mischen. Mit einer Prise Zimt würzen.

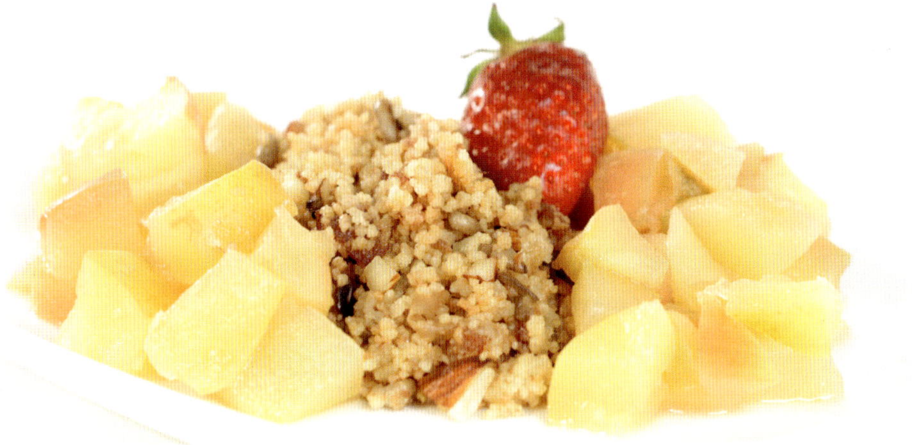

COUSCOUS: Das arabische Wort Kuskusu bedeutet zerreiben oder zerstossen. So wird Couscous auch hergestellt: Die Getreidekörner werden zermahlen, befeuchtet und zu kleinen Kügelchen gerieben. Couscous kann aus verschiedenen Getreiden hergestellt werden, wie z.B. aus Weizen. Weizen ist durch seine kühlende und stark befeuchtende Wirkung hervorragend geeignet, um Yin und Blut aufzubauen, um der Leber das frühlingshafte Milieu zu ermöglichen, das sie zur Entfaltung braucht. Couscous ist auch reich an den Vitaminen A, B, E, sowie an Phosphor, Magnesium und Kalium.

RADIESCHENSUPPE MIT TOPFENNOCKERL

> VORSPEISE / ZWISCHENMAHLZEIT > 4 PERSONEN
> WIRKUNG: KÜHLEND, BLUT AUFBAUEND

Zutaten Suppe:
- *4 Bund Radieschen*
- *1l Gemüsesuppe*
- *1/8l Obers (alternativ Soja- oder Haferobers)*
- *10g Ingwer, Peffer, Salz, Öl*

Zutaten Topfennockerl:
- *¼kg Topfen*
- *1 Ei*
- *70g Dinkelgrieß*
- *1 Bund Petersilie, Salz, Thymian*

Zubereitung: Für die Topfennockerl Topfen, Ei, Grieß und die gehackte Petersilie mit einer Prise Thymian und Salz vermengen und abschmecken. Mit zwei Löffeln Nockerl formen und in köchelndem Wasser 5 Minuten garen. Für die Suppe die gewaschenen Radieschen grob raspeln. Die Radieschenblätter waschen und fein hacken. In einem Topf den Ingwer in Öl kurz anrösten, die Radieschen hinzufügen und mitrösten. Mit der Gemüsesuppe aufgießen, 5 Minuten kochen, das Obers hinzufügen und pürieren. Abschmecken mit Pfeffer und Salz. Die Suppe mit den Nockerl anrichten und mit den gehackten Radieschenblättern servieren.

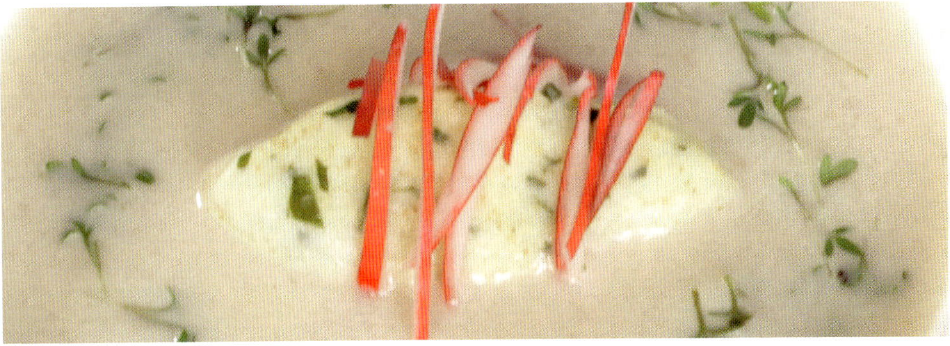

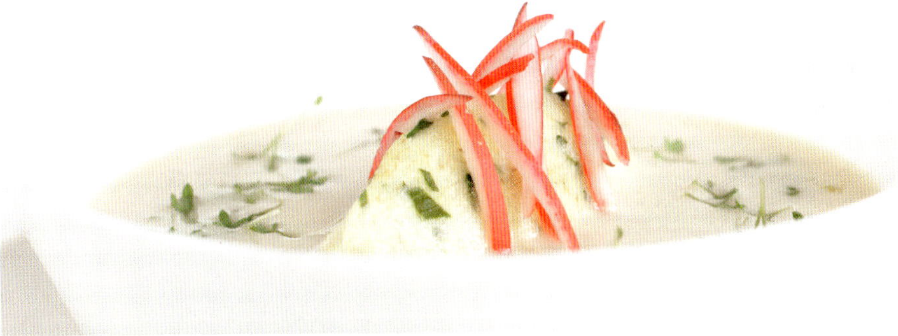

RADIESCHEN: Klein, aber groß in der Wirkung und im Geschmack. In einem Radischen finden sich viel Vitamin C, Selen, Folsäure, Eisen und Phosphor. Der scharfe, kühlende Geschmack wirkt in der TCM zerstreuend, verteilend und Stagnationen lösend. Das macht das Radischen zu einem idealen Frühlingsgemüse, um dem eingeschlafenen Stoffwechsel auf die Sprünge zu helfen. Diese Suppe kühlt nicht nur, sie baut auch Säfte und Blut auf.

FRÜHLINGSKRÄUTERSUPPE MIT DINKELGRIESSNOCKERL

> VORSPEISE > 4 PERSONEN
> WIRKUNG: ERFRISCHEND, BLUT AUFBAUEND

Zutaten Suppe:

- *Frische Kräuter wie Petersilie, Dille, Brennnessel, Estragon, Sauerampfer, Bärlauch, Schnittlauch, Kresse, Kerbel…*
- *1l Gemüsesuppe*
- *2 EL Dinkelmehl*
- *Öl, Salz, evtl. Pfeffer*

Zutaten Nockerl:

- *50g weiche Butter*
- *1 Ei*
- *100g Dinkelgrieß*
- *Etwas frisch gehackte Petersilie*
- *Prise geriebener Muskat, Prise Salz*

Zubereitung: Die Butter schaumig schlagen und den Eidotter einrühren. Das Eiklar steif schlagen und ebenfalls darunter mischen. Mit Salz und Muskat würzen und dann den Grieß unterrühren. Zum Schluss die Petersilie dazugeben und die Masse ca. 30 Minuten rasten lassen. Mit 2 Löffel Nockerl formen und in siedendes Wasser einlegen. Sobald die Nockerl oben aufschwimmen, noch ca. 5 Minuten nachziehen lassen.

Für die Suppe alle Kräuter (nach Saison) fein hacken und in wenig Öl kurz anrösten. Mit dem Mehl stauben und die heiße Gemüsesuppe dazu geben. Einmal aufkochen, fertig!

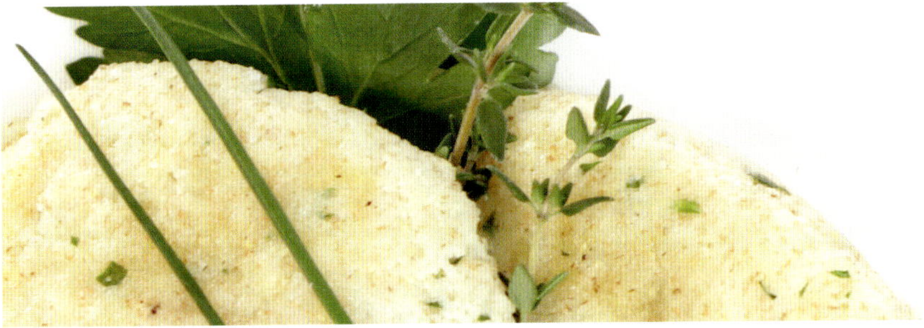

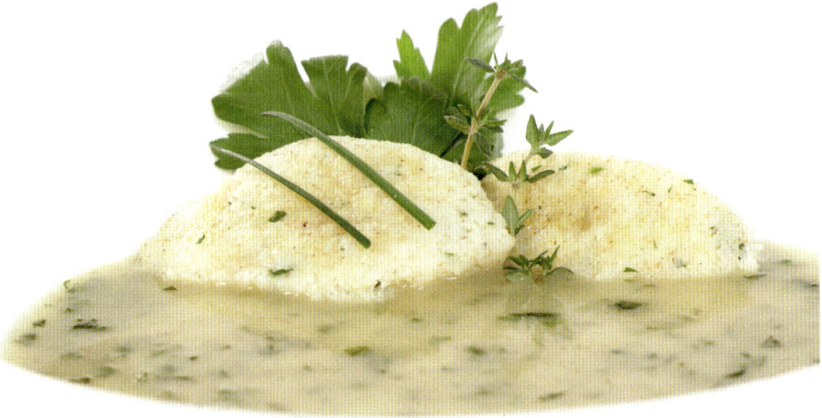

ROTE RÜBEN AUF LÖWENZAHN ODER RUCOLA SALAT

> BEILAGE > 2 PERSON
> WIRKUNG: ERFRISCHEND, HITZE KÜHLEND

Zutaten

- *2 Handvoll Rucola oder Löwenzahnblätter*
- *2 gekochte rote Rüben*
- *Etwas frisch geriebenen Kren*
- *Salz, Pfeffer, 2 EL Himbeeressig, 4 EL Öl*

Zubereitung: Die roten Rüben würfelig schneiden und unter den Rucola oder Löwenzahn mischen. Aus dem Essig, dem Öl, Salz und Pfeffer eine Marinade zubereiten und über den Salat gießen. Am Schluss mit dem Kren bestreuen.

LÖWENZAHN: Seinem Namen verdankt der Löwenzahn seinen tief eingeschnittenen Blättern, die an scharfe Zähne erinnern. Zähne zeigen ist ein Aspekt des Holzelementes, dem die Aggression zugeordnet wird. Der Löwenzahn bewirkt jedoch das Gegenteil: Er ist ein Anti-Aggressionskraut. Der bittere Geschmack wirkt in der TCM abführend, verdauungsfördernd, beruhigend und ausleitend. Löwenzahn ist daher ein hervorragender „Saubermacher" und wirkt der gerne aufsteigenden Leber-Energie entgegen. Zudem stimuliert er die Produktion von Gallenflüssigkeit und fördert die Fettverdauung. Löwenzahn kann als Ginseng des Frühlings gesehen werden.

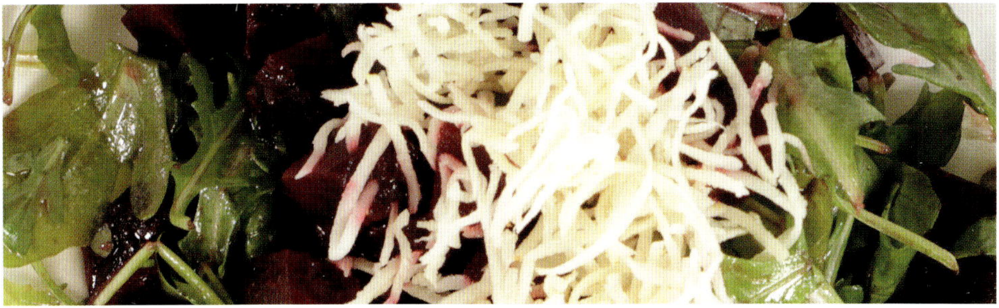

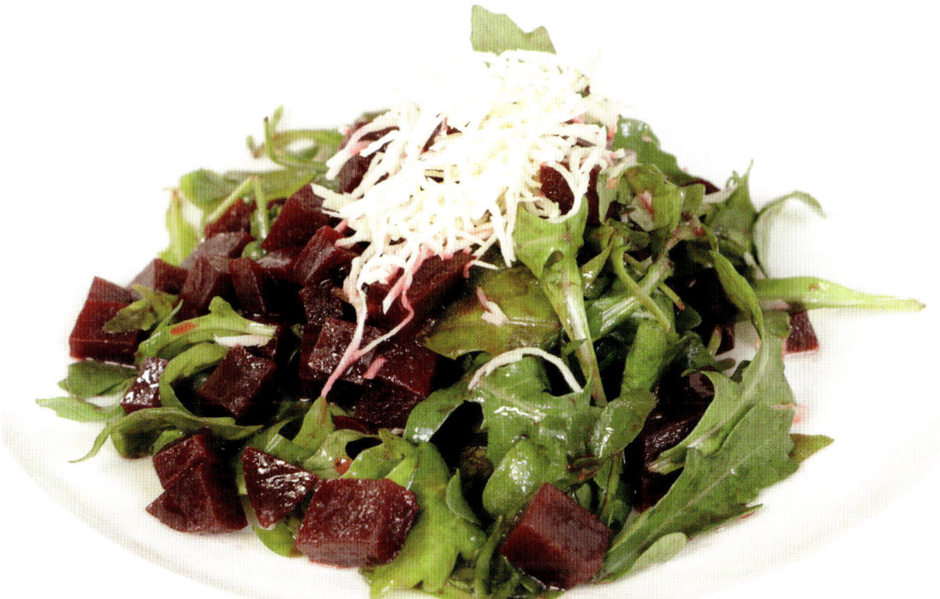

DINKEL-MANGOLD SALAT

› HAUPTSPEISE › 4 PERSONEN
› WIRKUNG: KÜHLEND, BLUT AUFBAUEND

Zutaten

- *250g Dinkel*
- *2 fein geriebene Karotten*
- *1 kleines Stück geriebener Sellerie*
- *Je eine Hand voll Mangold und Spinat*
- *200g Kräutersaitlinge*
- *200g Sprossen (Radieschen, Soja, Linsen, Weizen, Kresse, Hopfen…)*
- *Etwas Salz, Prise Pfeffer, Saft einer Zitrone, Weißweinessig, Olivenöl*

Zubereitung: Den Dinkel waschen und mit viel Wasser über Nacht einweichen. Das Wasser salzen und den Dinkel weich kochen. Das übrige Wasser unbedingt aufheben (wirkt stark Blut aufbauend) und trinken. Den Mangold und Spinat in mundgerechte Stücke schneiden, mit den Karotten, dem Sellerie und den Sprossen und dem ausgekühlten Dinkel vermischen. Die Kräutersaitlinge schneiden und mit etwas Olivenöl anbraten. Aus Salz, Pfeffer, Zitronensaft, etwas Essig und dem Olivenöl ein Dressing machen und unter den Dinkelsalat mischen.

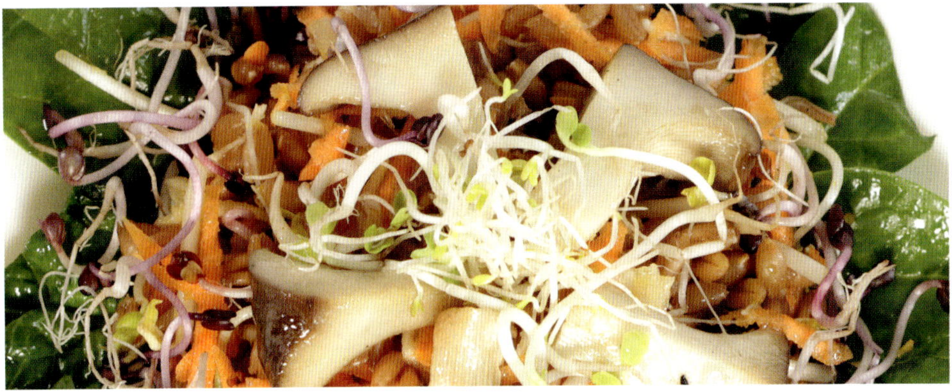

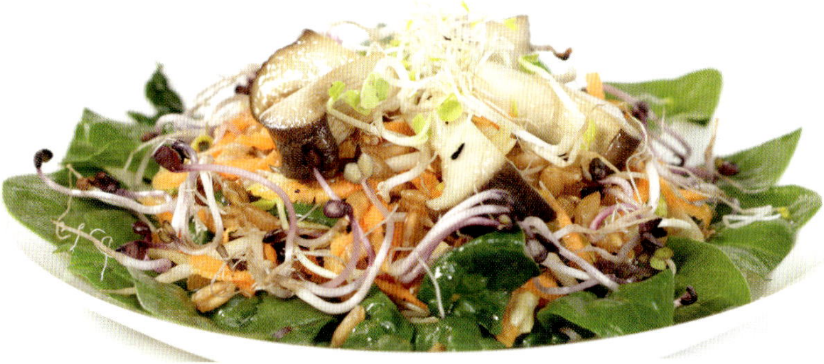

MANGOLD: Sein hoher Anteil an Eisen, Phosphor, Kalium und Magnesium machen Mangold zu einem wertvollen Mineralstofflieferanten. Durch seinen süß-bitteren Geschmack eignet er sich sehr gut, um Hitze auszuleiten und gleichzeitig Yin und Blut aufzubauen. Achtung: Mangold enthält, wie Spinat, eine beachtliche Menge an Oxalsäure und sollte nicht zu oft gegessen werden.

GESCHMORTER CHICORÉE MIT GRAPEFRUIT

> BEILAGE > 2 PERSONEN
> WIRKUNG: ERFRISCHEND, HITZE KÜHLEND

Zutaten
- *2 Stück Chicorée*
- *1 Grapefruit*
- *Etwas Öl, Salz, Pfeffer, ½ TL Honig*

Zubereitung: Chicorée vierteln und in einer Pfanne mit Öl anbraten. Die filetierten Grapefruits zum Schluss dazugeben, die Pfanne vom Herd nehmen und mit dem Honig, Salz und Pfeffer würzen.

CHICORÉE: Der prebiotische Ballaststoff Inulin, der besonders im weißen Teil des Chicorée steckt, ist günstig für die Darmflora und stärkt das Immunsystem. Seine Bitterstoffe senken den Cholesterinspiegel, weil sie Galle und Bauchspeicheldrüse zur Sekretproduktion anregen. In der TCM eignet er sich durch seinen süß-bitteren Geschmack sehr gut, um Hitze auszuleiten und gleichzeitig Yin und Blut aufzubauen.

GRAPEFRUIT: Ergänzt mit ihrem bitteren, sauren, aber auch süßen Geschmack die Wirkung des Chicorée und kann Yin erfrischen und Energie bewegen.

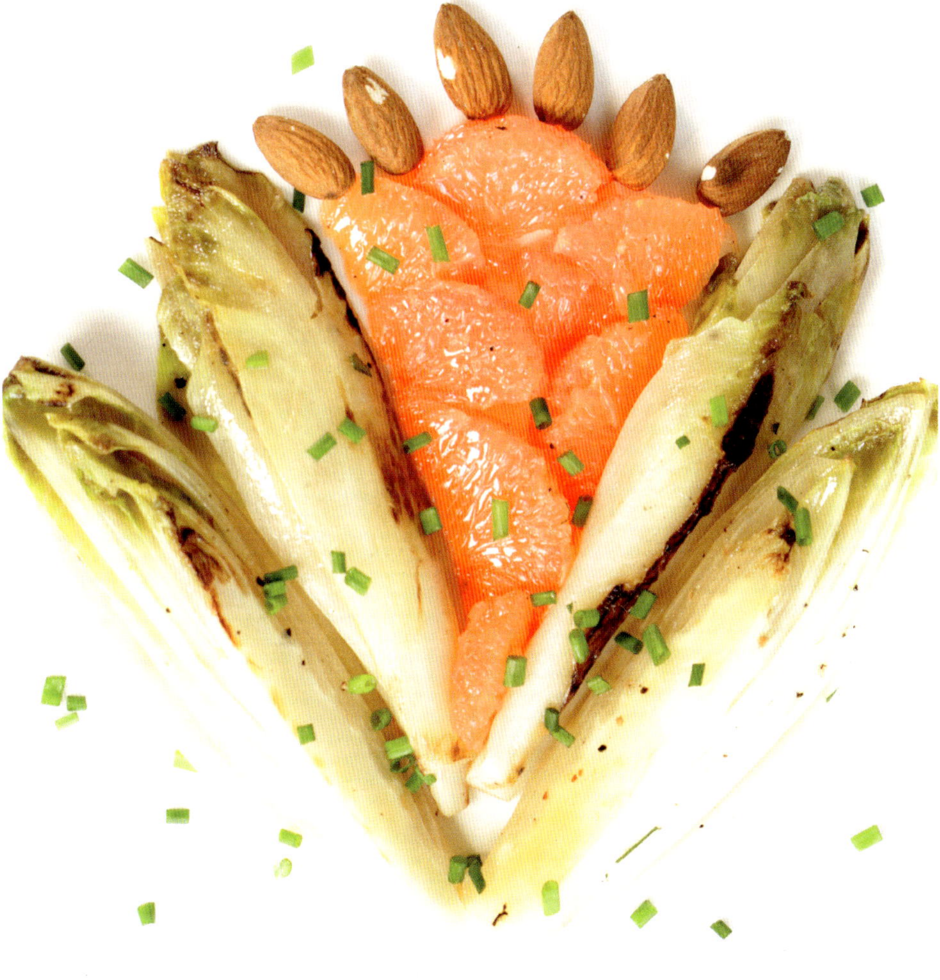

HÜHNERLEBERAUFSTRICH

> BEILAGE > 4 PERSONEN
> WIRKUNG: BLUT AUFBAUEND

Zutaten

- *250g Bio-Hühnerleber*
- *250g Butter*
- *1/4 TL Salz (bzw. Pökelsalz, damit die Farbe erhalten bleibt)*
- *2cl Weinbrand (z.B. Calvados)*
- *2-3 EL Schlagobers*
- *1 säuerlicher Apfel*
- *Pfeffer, etwas frischer Thymian*

Zubereitung: Den würfelig geschnittenen Apfel mit einem EL Butter in einer Pfanne kurz anbraten, dann die geputzte und geschnittene Hühnerleber dazugeben und rösten. Mit dem Weinbrand und dem Schlagobers aufgießen und mit den Gewürzen abschmecken. Kurz köcheln lassen und dann die Masse pürieren, nach und nach die sehr weiche Butter einrühren bis eine cremige Konsistenz entsteht. Noch einmal abschmecken und dann in Gläser füllen und in den Kühlschrank geben.

HUHN: Leber enthält viel Eisen, Folsäure sowie jede Menge Vitamin A und ist das Bluttonikum in der TCM schlechthin. Zudem eignet sich Leber sehr gut, um den Energielevel zu erhöhen.

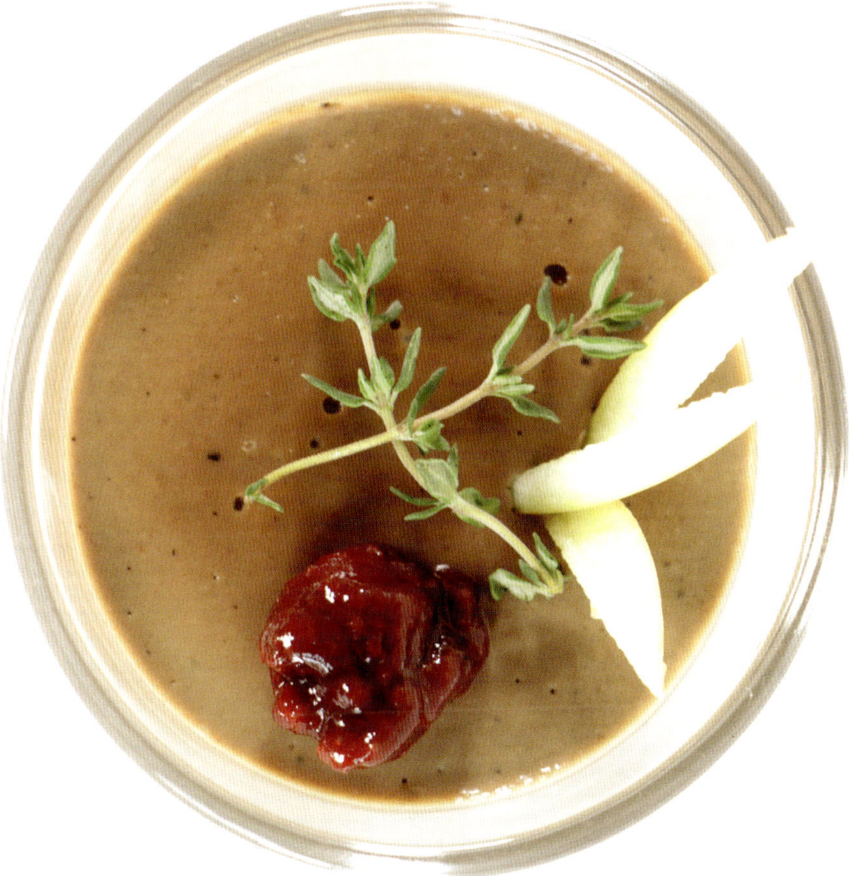

TOMATEN-BASILIKUM AUFSTRICH

> BEILAGE > 2 PERSONEN
> WIRKUNG: HITZE KÜHLEND, ERFRISCHEND, BEFEUCHTEND

Zutaten

- *250g Schaftopfen (bzw. Topfen)*
- *2 EL Schafjoghurt*
- *Reichlich frisches Basilikum*
- *50g getrocknete Tomaten*
- *30g Pinienkerne*
- *Salz, Pfeffer*

Zubereitung: Das Basilikum mit den geschnittenen Tomaten und den goldgelb gerösteten Pinienkernen mit etwas Öl in einem Kräuterhäcksler zerkleinern, je nach Belieben von fein bis grob. Die Masse unter den Topfen und das Joghurt rühren und mit Salz und Pfeffer abschmecken.

TOMATE: Die Tomate ist vor allem eines - kühlend. Diese thermische Wirkung hat sie auf den gesamten Organismus. Wem leicht kalt wird oder wer unter kalten Extremitäten leidet, sollte Tomaten generell meiden. Da die Leber aber oft unter Hitze und / oder Trockenheit leidet, ist die Tomate ein hervorragendes Lebensmittel für das Holzelement. Vor allem auch aufgrund ihres süßen und säuerlichen Geschmacks. Dieser hilft, das für das Holzelement so notwendige Yin aufzubauen.

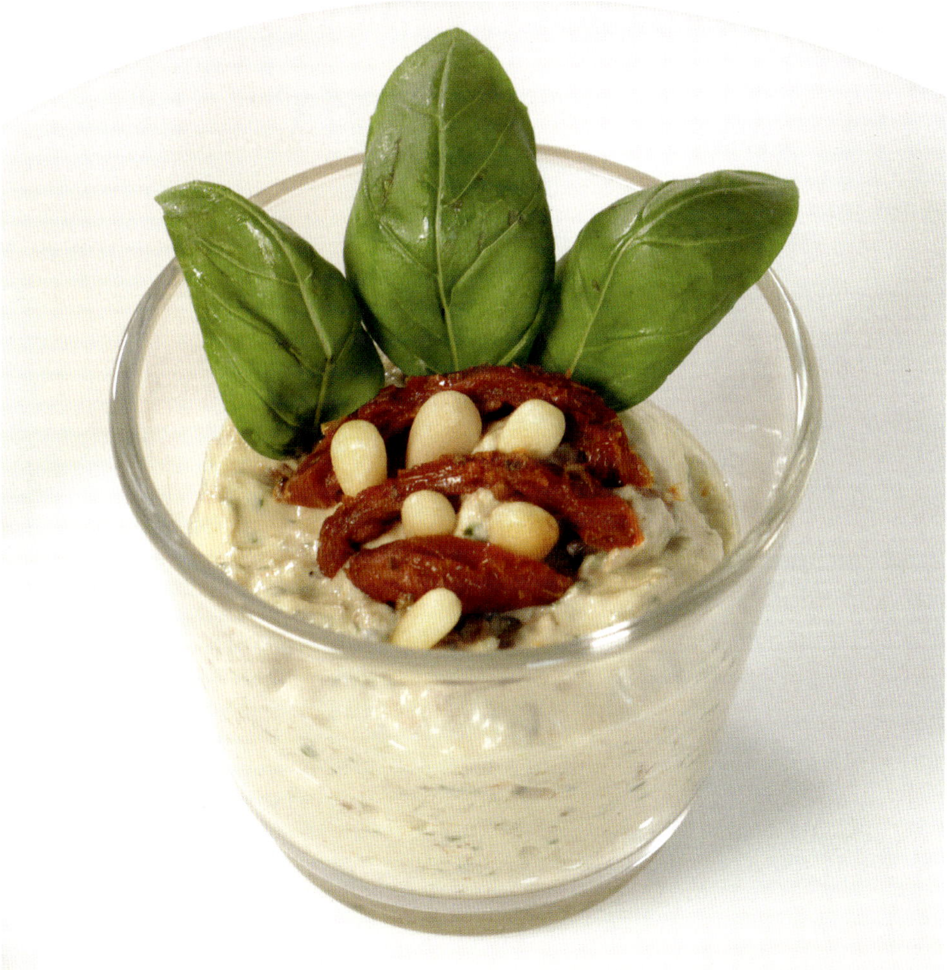

TINTENFISCH MIT BLATT-/BRENNNESSELSPINAT

> HAUPTSPEISE > 4 PERSONEN
> WIRKUNG: BLUT AUFBAUEND, KÜHLEND

Zutaten

- *Pro Person 5 mittelgroße Tintenfischtuben*
- *Kleine Zwiebel*
- *125g Blatt- oder Brennnesselspinat*
- *1 EL Pinienkerne*
- *Salz, Pfeffer, geriebener Muskat*
- *1 TL Butter, etwas Öl*
- *1 EL gehackte Petersilie*

Zubereitung: Den Spinat waschen und ca. 1 Min. in Salzwasser kochen, danach sofort abseihen und in Eiswasser abschrecken. In einer Pfanne die Pinienkerne ohne Öl anrösten bis sie goldbraun sind. Die Zwiebel in der Butter anschwitzen, den Spinat unterrühren, mit Salz, Pfeffer und geriebenem Muskat abschmecken und dann die Pinienkerne dazu mischen. Die Tintenfische waschen, abtupfen und in einer Pfanne mit Öl anbraten. Mit Salz und Pfeffer abschmecken und zum Schluss die Tintenfischtuben in der Petersilie schwenken.

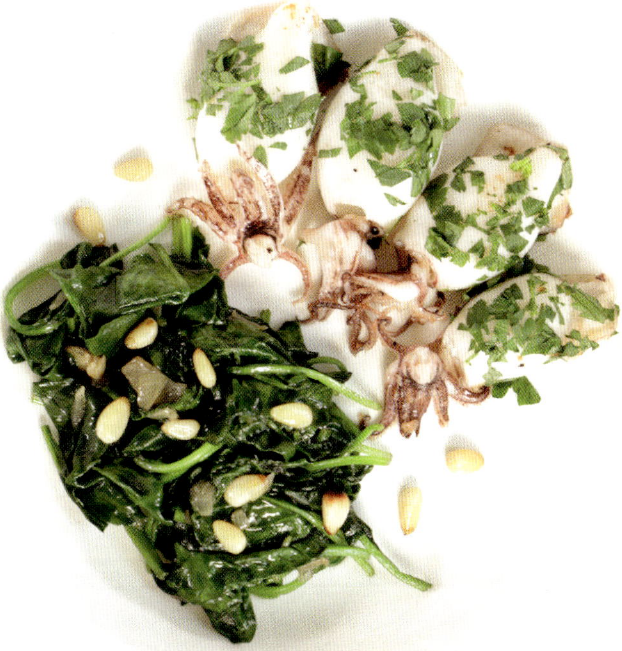

BRENNNESSEL: In Summe eine hervorragende Pflanze für das Holzelement. Sie ist eine der wichtigsten Eisenpflanzen und sehr gut geeignet, um die Blutbildung zu unterstützen. Sie regt den Stoffwechsel an, wirkt so Stagnation entgegen. Durch ihre harntreibende Wirkung unterstützt die Brennnessel den Entgiftungsprozess und kann Hitze ausleiten.

ZWEIERLEI VOLLKORNQUICHE

> HAUPTSPEISE > 2 PERSONEN
> WIRKUNG: #1 - KÜHLEND, #2 - BLUT AUFBAUEND

Zutaten
- *150g Dinkelvollkornmehl*
- *70g Butter*
- *Prise Salz, etwas Wasser*

Zutaten Belag #1: Gemüse & Seidentofu
- *400g Seidentofu*
- *1/4-1/2 Brokkoli, 2 geraspelte Karotten, ½ Zucchini geraspelt, 6 Stück getrocknete Tomaten*
- *Pfeffer, Salz, Muskat gerieben, frischer Rosmarin*

Zutaten Belag #2: Spargel und Lachs
- *1 Bund frischer Spargel weiß oder grün*
- *150g geräucherter Lachs*
- *3 Eier*
- *200ml Sojacuisine (oder Schlagobers)*
- *2 EL gehackte Dille, Salz, Pfeffer, Muskat gerieben*

Zubereitung: Für die Quiche das Mehl mit der Butter verkneten, eventuell etwas Wasser dazugeben, wenn der Teig zu trocken ist und salzen. Den Teig ca. 30 Minuten rasten lassen.

Belag #1: In der Zwischenzeit die Brokkoli-Röschen schneiden, die Karotten und Zucchini raspeln, die Tomaten in kleine Stücke schneiden und mit Pfeffer, Salz, Muskat und Rosmarin würzen. Den Teig ausrollen, in eine Form geben, mit dem Gemüse belegen und den glatt gerührten Seidentofu darüber geben. Bei 180 Grad ca. 25 Minuten backen.

Belag #2: Den Spargel klein schneiden. Den Lachs in Streifen schneiden. Die Sojacuisine mit den Eiern verquirlen, mit Dille, Salz, Pfeffer und Muskat abschmecken und alles auf den Quiche Teig geben. Bei 180 Grad ca. 25 Minuten backen.

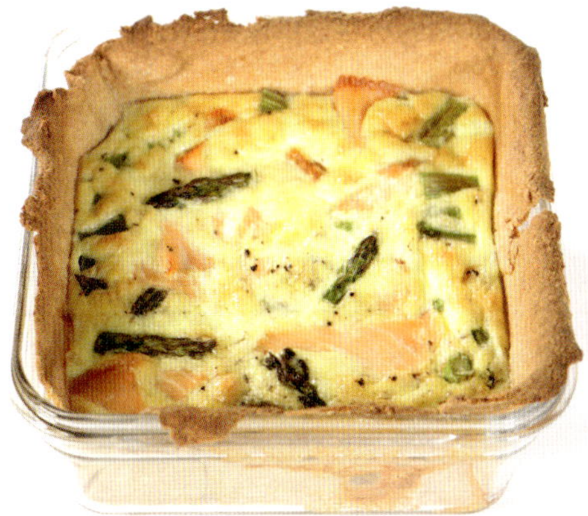

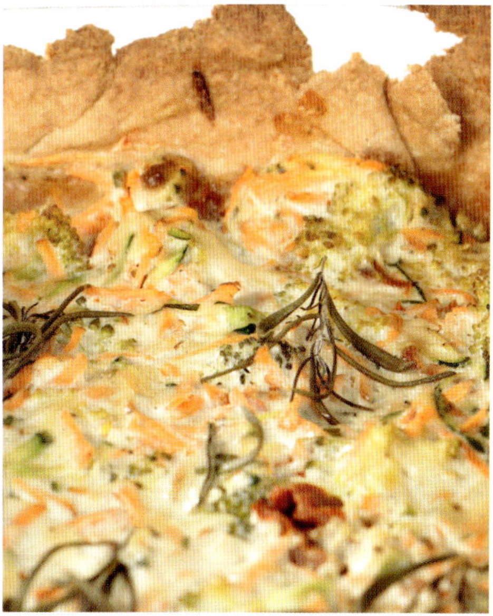

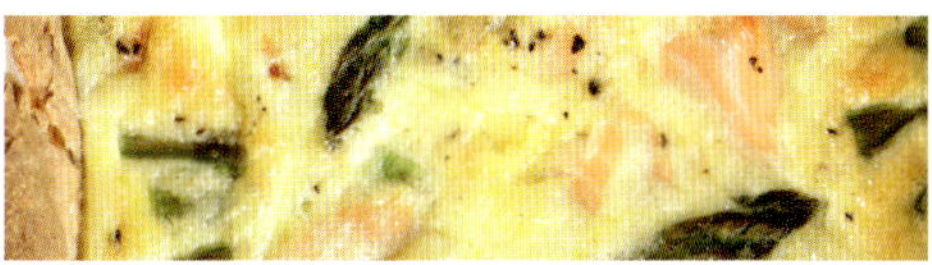

COUSCOUS MIT RATATOUILLE

> HAUPTSPEISE / BEILAGE > 4 PERSONEN
> WIRKUNG: KÜHLEND, YIN AUFBAUEND

Zutaten

- *250g Couscous*
- *250ml Wasser*
- *1 Stück Butter*
- *1 Melanzani*
- *1 Zucchini*
- *3 große Tomaten*
- *1 Zwiebel*
- *1 gelber und 1 roter Paprika*
- *2 EL Tomatenmark*
- *Salz, Pfeffer, etwas Süße (Zucker oder Alternative), frischer Thymian, frische Petersilie, 2 EL Öl*

Zubereitung: Den Couscous ohne Fett anrösten und mit gesalzenem Wasser aufkochen. Zur Seite stellen und nachquellen lassen. Etwas Wasser zum Kochen bringen, das Öl dazugeben und den Zwiebel darin dünsten. Wenn das Wasser verkocht ist, die würfelig geschnittenen Zucchini, Paprika und Melanzani anbraten. Das Tomatenmark einrühren und danach die würfeligen Tomaten dazugeben.

Mit Salz, Pfeffer, Thymian und etwas Süße würzen, eventuell mit etwas Wasser aufgießen, falls die Tomaten zu wenig Flüssigkeit lassen. 20 Minuten köcheln. Den Couscous mit der Butter und der gehackten Petersilie abschmecken.

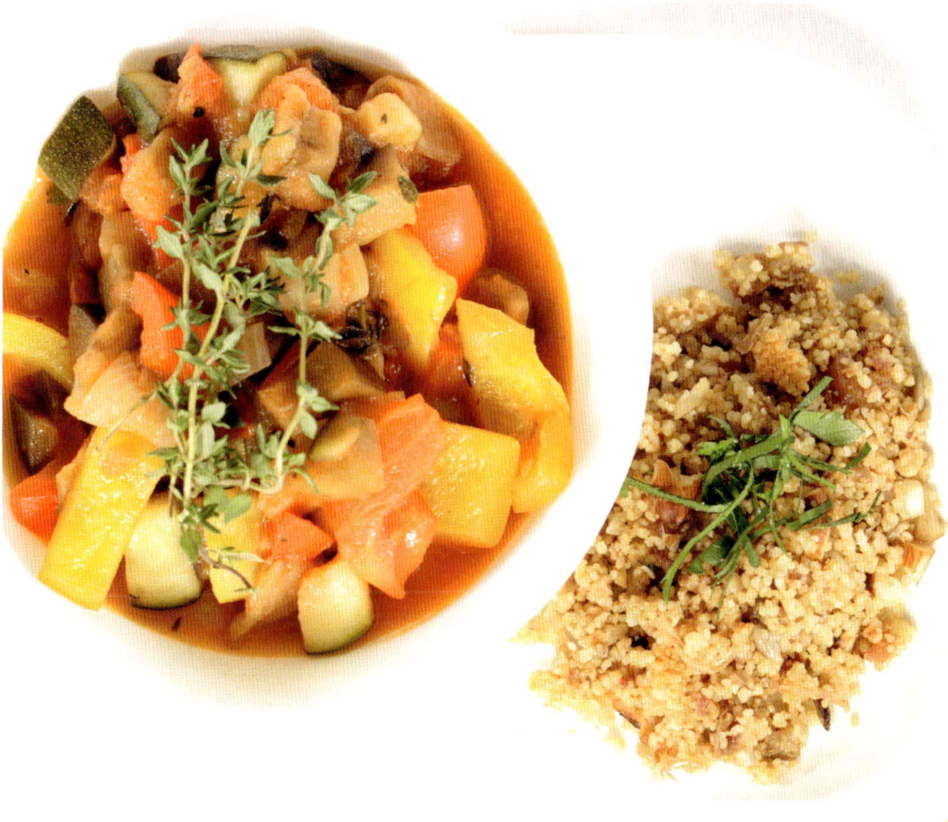

HÜHNERFILET MIT SPINAT-RICOTTAFÜLLE

> BEILAGE > 4 PERSONEN
> WIRKUNG: BLUT AUFBAUEND, ERFRISCHEND

Zutaten

- *Hühnerfilet*
- *ca. 150g Ricotta*
- *500g Spinat*
- *1 kleine Zwiebel*
- *30g Pinienkerne*
- *Salz, Pfeffer, Muskat, Öl, 1 TL Butter*

Zubereitung: Für die Spinatfülle den Zwiebel in der Butter anschwitzen, den Spinat unterrühren, die gerösteten Pinienkerne und den Ricotta dazu mischen, mit Salz, Peffer und Muskat gut würzen. In die Filets eine Tasche schneiden oder seitlich ganz aufschneiden, füllen und in einer Pfanne mit Öl auf allen Seiten anbraten. Bei 160 Grad noch ca. 15 Minuten im Rohr fertig garen. Dazu passt sehr gut der rote Rüben Salat oder auch die Champignonsauce.

HUHN: Ist hervorragend geeignet, um Blut aufzubauen, vor allem als „Schmiermittel" in Bezug auf die Muskeln und Sehnen. Sportler, die viel schwitzen, sollten regelmäßig Hühnerfleisch zu sich nehmen. Das Huhn entspricht vom Charakter her der lebendigen Natur des Holzelementes, da es ständig in Bewegung ist.

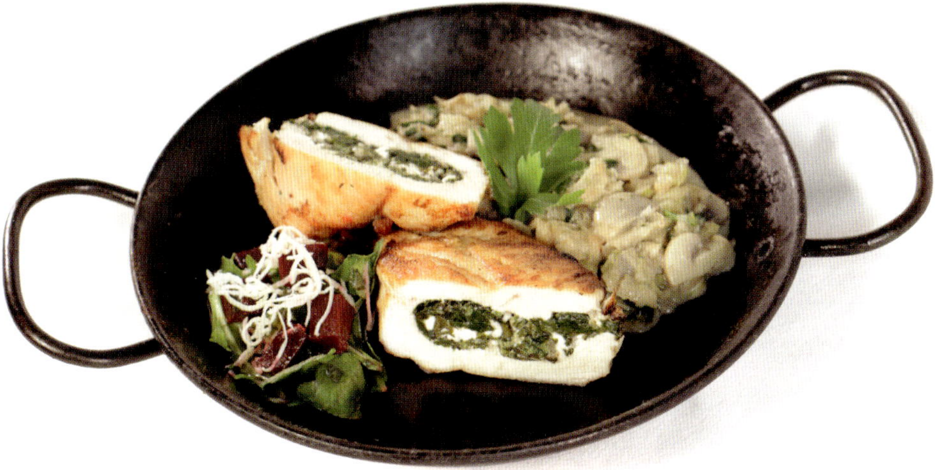

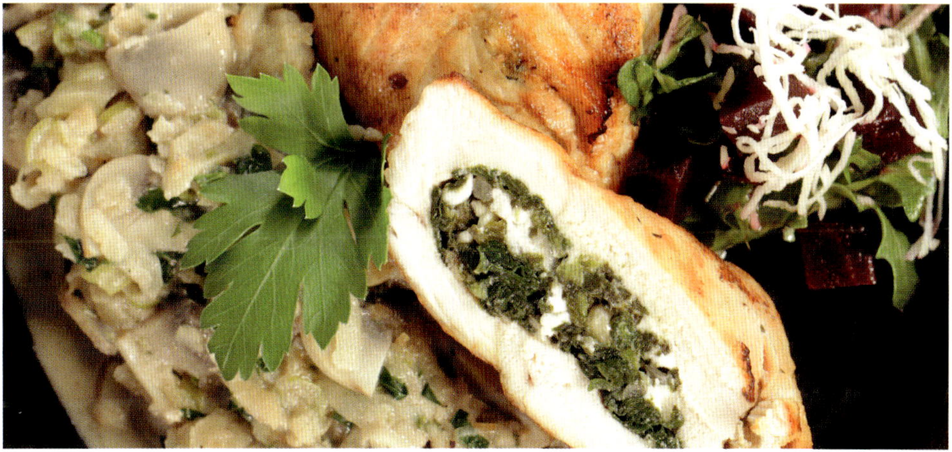

KEIMLINGE

Keimlinge sind ein Spiegelbild des Holzelements. In manchen Texten der Traditonellen Chinesischen Medizin spricht man in Bezug vom Holzelelement sogar vom Element des Keimlings, weil Keimlinge pure Frühlingsenergie repräsentieren. **Sie sind zart, flexibel, wachsen schnell und voller Lebensdrang.** In der Küche können sie vielfältig eingesetzt werden. Und das sollten sie auch. Keimlinge sind verträglicher als Samen und nährstoffdichter als ausgewachsene Pflanzen. Sie enthalten viele wichtige Proteine, sind eine Vitamin B-Quelle und liefern wertvolle Verdauungsenzyme. Zudem lassen sie sich sehr leicht selber ziehen - man hat also immer frisches Grün zuhause: Regional, saisonal und biologisch.

Die meisten Keimlinge sind thermisch kühl und helfen Blut und Yin aufzubauen, was gut für das Holzelement ist. So bleibt es geschmeidig, wie die Keimlinge eben. Je nach verwendeten Samen sind die Keimlinge scharf, bitter oder auch süßlich. Will man mehr Energie bewegen, sind scharfe Keimlinge die Wahl, wie zum Beispiel Radieschen. Keimlinge lassen sich hervorragend mit vielen Gerichten kombinieren. Ob als Dekoration mit Mehrwert, als Beimenge in Salat oder einfach direkt vernascht. Nimmt man wirklich größere Mengen Keimlinge zu sich, kann man den kühlenden Effekt durch kurzes Blanchieren balancieren. Und gibt es einen Unterschied zwischen Keimlingen und Sprossen? Ja! Der Spross ist - vereinfacht gesagt - nur der oberirdisch wachsende Teil der Pflanze. Der Keimling ist die gesamte junge Pflanze.

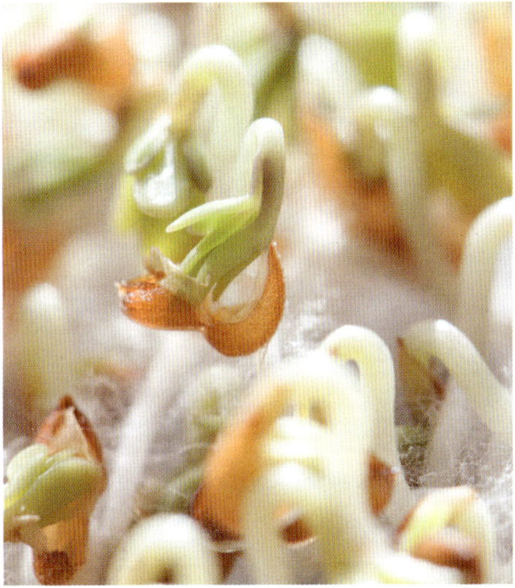 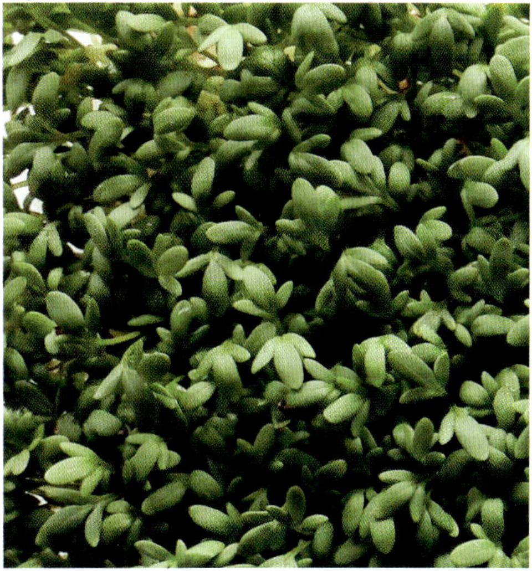

Keimlinge ziehen: Es gibt viele Möglichkeiten, Keimlinge zuhause zu ziehen. Von den klassischen Keimgeräten mit Tassen über Keimgläser oder in Schalen mit Vlies. Wichtig ist nur, auf Sauberkeit und Hygiene zu achten, dann steht dem eigenen kleinen Garten in der Küche nichts im Wege. Grundsätzlich gilt: Kresse kann jeder. Als Inspiration, was sich alles keimen lässt: Gerste, Buchweizen, Roggen, Beluga Linsen, Kichererbsen, Rettich, Radieschen, Brokkoli, Mungobohnen, Alfalfa, Bockshornklee, Zwiebel, Senf etc… Die Keimdauer ist teilweise sehr unterscheidlich, aber den Samenverpackungen zu entnehmen. Und: Pflanzen selber zu ziehen ist auch eine Form, die eigene Holzenergie auszudrücken!

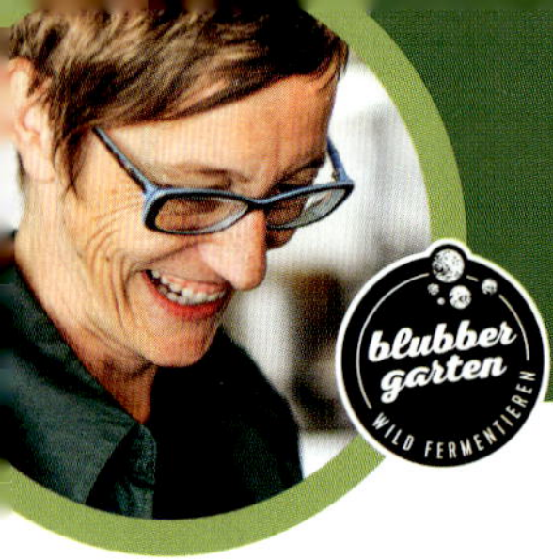

GASTBEITRAG: FERMENTIERTES GEMÜSE

Mag.[a] Ingrid Palmetshofer / www.blubbergarten.work

Manche wissen noch, dass Sauerkraut, Salzgurken oder Kimchi fermentiert (milchsauer vergoren) sind. Das Potential der milchsauren Fermentation ist groß. Viele Gemüsesorten jenseits dieser Klassiker werden so nicht nur haltbar, sondern auch überraschend köstlich. **Fermentieren ist die einzige Haltbarkeitsmethode, mit der das Endprodukt höherwertiger ist als das Ausgangsprodukt.**

Fermentation wurde in der letzten Zeit aus der Mottenkiste geholt. Zuerst experimentierten Spitzenköche und nun eine steigende Anzahl von SelbermacherInnen damit. Neue Produktlinien kommen auf den Markt. Davor ist sie zunehmend aus den Haushalts- und Gasthaus-Küchen verschwunden und v.a. vom Einlegen in Essig und Tiefkühlung ersetzt worden.

Die Möglichkeiten sind vielfältig und eröffnen ein weites Spielfeld: Alle roh verzehrbaren Gemüsesorten können wir milchsauer vergären. Sie lassen sich pur oder gemischt, gewürzt oder ungewürzt, im Ganzen, gröber oder feiner zerteilt, bis hin zu Pasten, Saucen und Saft fermentieren. Selbst das – aufgrund hoher Zuckerzugaben verpönte – Ketchup lässt sich fermentieren und wird so zu einem hochwertigen Lebensmittel.

Erkenntnisse aus der sog. Mikrobiom-Forschung leisten dieser Wiederbelebung großen Vorschub. Mikrobiom oder Mikrobiota ist die Bezeichnung für alle Mikroben, die in uns und auf uns leben. Ohne sie könnten wir nicht überleben. Sie sind zentral für unseren Stoffwechsel und die Immunabwehr. Eine kaum überschaubare Anzahl an Erkrankungen wird derzeit im Zusammenhang mit einem nicht optimalen Mikrobiom beforscht und diskutiert. Spannend an dieser Entwicklung ist, dass damit alt bekanntes Wissen aus Naturheilkunden in die wissenschaftliche Medizin einziehen und medizinischer Mainstream werden. Zuvor wurden sie oft nicht ernst genommen, manchmal auch belächelt:

- *Die alte Vorstellung der „Mitte" des Menschen aus der Traditionell Chinesischen Medizin wird z.B. anhand der sog. „Darm-Hirn-Achse" besser erklärbar. Mit ihr werden Zusammenhänge zwischen gesundem Darm und psychischer Gesundheit erforscht und beschrieben.*
- *Fermentierte Lebensmittel aus gesundheitlichen Gründen auf den Speiseplan zu setzen, ist altes Volkswissen.*

Fermentieren wird öfter als feuerloses Kochen bezeichnet, da erwünschte Mikroben bei der Fermentation das Ausgangsprodukt aufschließen und „vorverdauen". Beim Gemüse sind es vor allem Milchsäurebakterien. Die dabei entstehende Milchsäure sorgt für die Haltbarkeit. Nährstoffe bleiben erhalten, weil keine Hitzeeinwirkung nötig ist. Das Gemüse wird leichter verdaulich und kohlenhydratärmer. Manche Nährstoffe können von Vergorenem besser aufgenommen werden.

Lässt man fermentiertes Gemüse – im Gegensatz zu den meisten Sauerkrautsorten im Supermarkt – unpasteurisiert ist es eine Quelle für lebende Milchsäurebakterien, die wir als probiotisch wirksame Lebensmittel einsetzen können. Es ist auch eine Quelle für rechtsdrehende Milchsäure. Beide – Milchsäurebakterien und rechtsdrehende Milchsäure – kommen physiologisch im menschlichen Körper vor und spielen eine zentrale Rolle bei der Darmgesundheit.

In der alltäglichen Küche zeigt fermentiertes Gemüse die Qualität eines Slow-Fast-Foods. Es braucht seine Zeit zum Reifen. Einmal fertig vergoren steht es uns rasch, für lange Zeit und ohne Aufwand für Einkauf, Waschen, Putzen und Schneiden zur Verfügung.

Beim Verzehr wiegt Regelmäßigkeit mehr als Quantität! Am besten verzehren wir täglich kleinere Mengen von 1-2 Esslöffel ungekochten fermentierten Gemüses. Die traditionelle Esskultur in Japan oder in Korea sind gute Vorbilder dafür: **Bei jeder Mahlzeit eine kleine Schüssel!**

Zusätzlich können wir zusätzlich Wasser- und Milchkefir, Kombucha, Miso, Tempeh, Natto, Schimmelpilzkäse etc. einsetzen, um unser Mikrobiom täglich zu nähren. Vorsicht ist bei Histaminunverträglichkeit geboten. Fermentierte Lebensmittel sind histaminreich.

FERMENTIERTER GRÜNER SPARGEL

Zubereitungszeit: 20 Minuten, Fermentationsdauer: 9-12 Tage
Haltbarkeit: bis zu einem Jahr

Zutaten

- *1kg grüner Spargel*
- *½l Salzlake mit 4%, (20g oder 4 Teelöffel Ursalz in ½l Wasser aufgelöst)*
- *1,5 Liter-Fermentationsglas (Bügelglas mit Keramikgewicht oder Rex- bzw. Weckglas mit Glasdeckel in passender Größe)*

Zubereitung: Den Spargel waschen, putzen und brechen. Er bricht genau dort, wo er beginnt, holzig zu werden. Holzige Endstücke schälen. Die Spargelstangen ggf. auf die Glashöhe zurechtschneiden und mit den Spitzen nach oben hineinschlichten. Geschälte Endstücke zwischen die Stangen stecken. Für die Lake das Ursalz in kaltem Wasser vollständig auflösen. Lake über den Spargel gießen,so dass er überstehend bedeckt ist. Im Glas oben ausreichend Raum frei lassen, damit das Gärgut atmen kann. Ein Beschwerungsgewicht einlegen und das Glas verschließen. In der ersten Woche entsteht Überdruck im Glas. Manchmal tritt dadurch etwas Lake mit aus. Daher immer ein Teller oder Tablett unterstellen.

Den Spargel nach persönlichem Geschmack und gewünschtem Säuregrad zwischen 9 bis 12 Tagen bei Zimmertemperatur fermentieren lassen.

Ab einer Woche kann gekostet werden. Ist der Spargel deutlich angesäuert und wohlschmeckend, das Glas in den Kühlschrank oder kühlen Keller zum Lagern übersiedeln. Ansonsten wird die Fermentation fortgesetzt. Hier gilt es zu beachten, dass der Spargel weiterhin ausreichend mit Lake bedeckt und mit dem Gewicht beschwert ist.

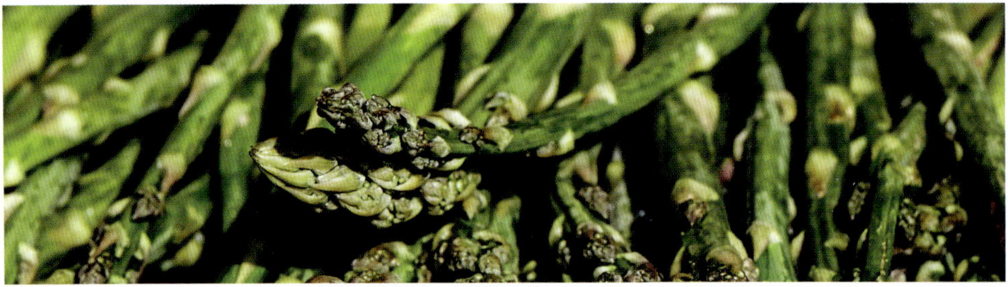

FERMENTIERTER BÄRLAUCHSPARGEL

Zubereitungszeit: 15 Minuten, Fermentationsdauer: 7-9 Tage
Haltbarkeit: bis zu einem Jahr

Zutaten

- *2 Hände voll Bärlauchknospen mitsamt Stengel*
- *¼l Salzlake 2,5 % (6g oder 1 gut gehäufter TL Ursalz in ¼ l Wasser gelöst)*
- *½ Liter-Fermentationsglas (Bügelglas mit Keramikgewicht oder Rex- bzw. Weckglas mit Glasdeckel in passender Größe)*

Zubereitung: Die Knospen pflücken, bevor die Blüten aufgehen. Pflücken wir sie mitsamt Stängel, ähneln sie der Form von Spargel. Die Knospen nun vorsichtig gerundet in das Glas schlichten ohne dabei die Stängel zu knicken. Für die Lake das Salz in kaltem Wasser vollständig auflösen. Die Lake über die Knospen gießen, dass sie überstehend bedeckt sind. Im Glas oben ausreichend Raum frei lassen, damit das Gärgut atmen kann. Ein Beschwerungsgewicht einlegen und das Glas verschließen. In der ersten Woche entsteht Überdruck im Glas. Manchmal tritt dadurch etwas Lake aus. Daher immer einen Teller oder Tablett unterstellen.

7-9 Tage bei Zimmertemperatur fermentieren lassen. Ab einer Woche kann gekostet werden. Sind die Bärlauchknospen deutlich angesäuert und wohlschmeckend, das Glas in den Kühlschrank oder kühlen Keller zum Lagern übersiedeln. Ansonsten wird die Fermentation fortgesetzt. Hier gilt es zu beachten, dass die Knospen weiterhin ausreichend mit Lake bedeckt und mit dem Gewicht beschwert sind.

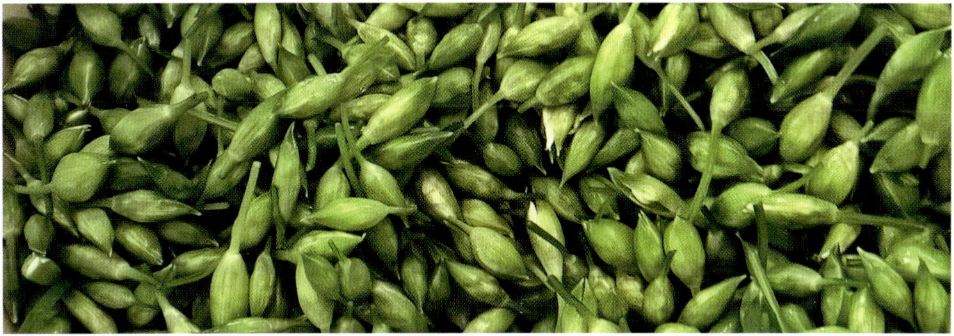

GRÜNKERNLAIBCHEN MIT CHAMPIGNONSAUCE

> HAUPTSPEISE > 4 PERSONEN
> WIRKUNG: BLUT AUFBAUEND

Zutaten Grünkernlaibchen

- *200g geschroteter Grünkern*
- *2 Karotten, ¼ Sellerie, 1 mittelgroße Zwiebel*
- *400ml Gemüsebrühe*
- *80g gemahlene Haselnüsse, 60-80g Vollkornsemmelbrösel*
- *40g geriebener Parmesan*
- *2 Eier*
- *2 TL Majoran, Salz, Pfeffer, Muskat gerieben, 1EL Butter, etwas Öl*

Zutaten Champignonsauce

- *250g Champignons*
- *2-3 Frühlingszwiebel (weißer Teil)*
- *1/4 Sellerie*
- *1 EL Butter, 1 EL Dinkelmehl, 1 EL Öl, 1-2 EL Shoyu Sauce*
- *250ml Wasser*
- *1/2 Bund gehackte Petersilie, Pfeffer, 1 TL frisch gehackter Rosmarin*
- *2 EL Sauerrahm*

Zubereitung: In einem Topf etwas Wasser zum Kochen bringen, die Butter dazugeben und den Zwiebel dünsten. Wenn das Wasser verkocht ist, die geriebenen Karotten, den Sellerie und den Grünkern mitrösten.

Mit der Gemüsebrühe aufgießen, aufkochen und ca. 20 Minuten nachquellen lassen. Unter die Masse die Brösel, den Parmesan, die Eier und die Nüsse mischen, gut würzen. Kleine Laibchen formen und in Öl herausbraten.

Champignonsauce: Etwas Wasser zum Kochen bringen, das Öl dazu geben und die fein geschnittenen Frühlingszwiebel darin andünsten bis das Wasser verkocht ist. Dann die geschnittenen Champignons und den geraspelten Sellerie miträsten. Mit dem Wasser aufgießen und kurz köcheln lassen. In der Zwischenzeit die Butter in einer Pfanne zerlassen, das Mehl dazu geben und unter ständigem Rühren erhitzen, bis die Einbrenn goldgelb ist. Diese langsam in die Champignonsauce einrühren, bis die gewünschte Konsistenz erreicht ist. Zum Schluss mit den Gewürzen und dem Sauerrahm abschmecken.

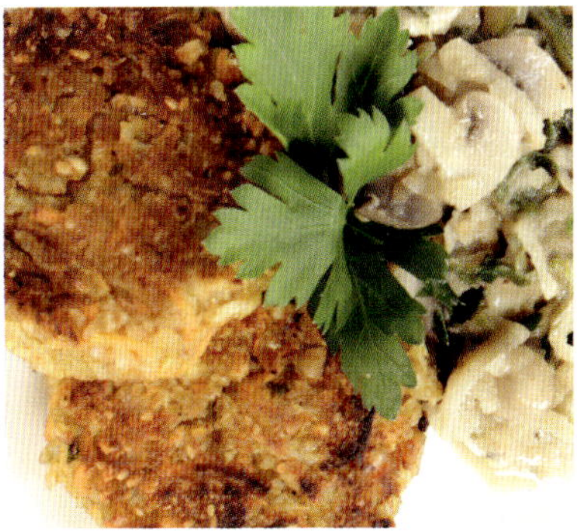

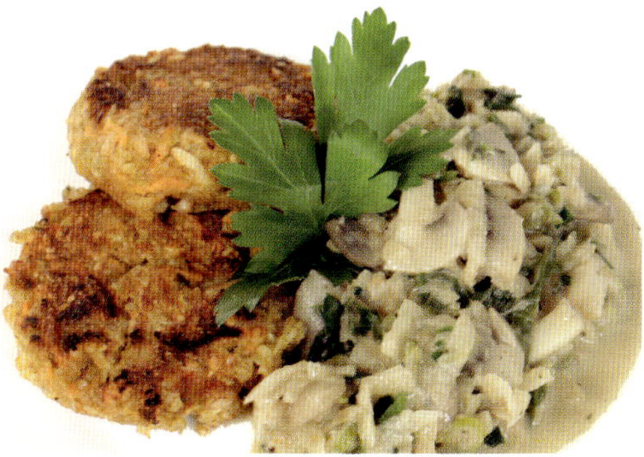

GRÜNKERN: Ist unreifer, grüner Dinkel, der vor der Milchreife geerntet wird. Er hat einen direkten Bezug zur Leber und wirkt befeuchtend und nährend.

ENTENBRUST MIT GESCHMORTEM FENCHEL

> HAUPTSPEISE > 4 PERSONEN
> WIRKUNG: BLUT AUFBAUEND, QI NÄHREND, YIN NÄHREND

Zutaten

- *Pro Person eine Entenbrust*
- *1 Fenchel*
- *3-5 mittelgroße Kartoffeln*
- *1-2 Bio-Orangen*
- *Frischer Thymian*
- *1/2 süßer Apfel*
- *Fenchelsamen, Salz, Pfeffer, Öl*

Zubereitung: Den Fenchel und die Kartoffeln in dünne Scheiben und den Apfel klein würfelig schneiden. Alles in einer großen Pfanne kurz anrösten, mit Salz, Pfeffer und Thymian würzen und mit dem Saft einer halben Orange ablöschen. Alles in eine Auflaufform geben und ins vorgeheizte Backrohr für ca. 10 Minuten geben. In der Zwischenzeit die Entenbrust rautenförmig einschneiden mit Salz, zerstoßenen Fenchelsamen und Pfeffer würzen und in der Pfanne mit etwas Öl kurz auf der Hautseite anbraten. Die Entenbrust auf das fast fertige Gemüse geben, mit dünnen Orangenscheiben bedecken und noch weitere 10 Minuten bei 160 Grad garen. Die Entenbrust sollte innen leicht rosa und saftig sein.

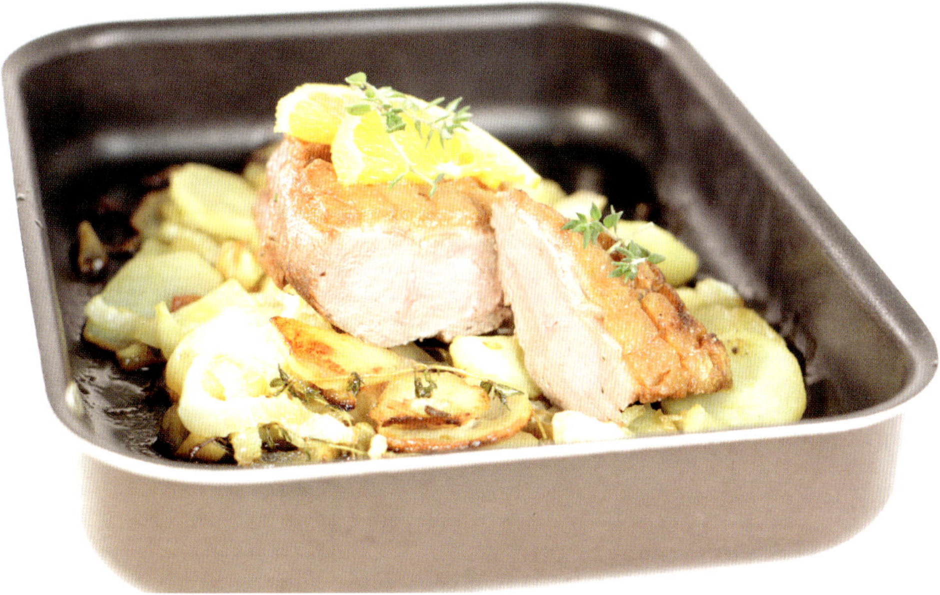

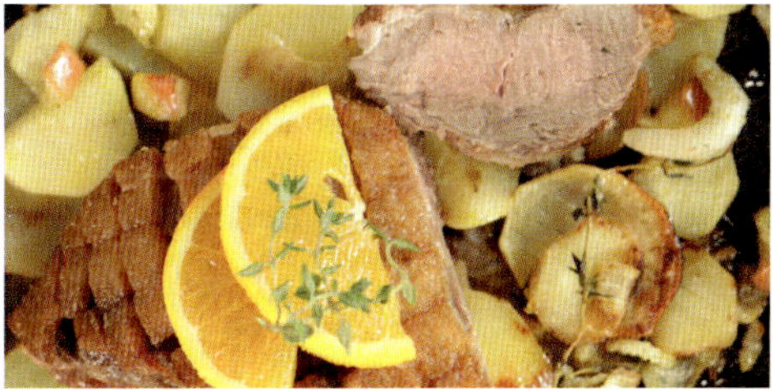

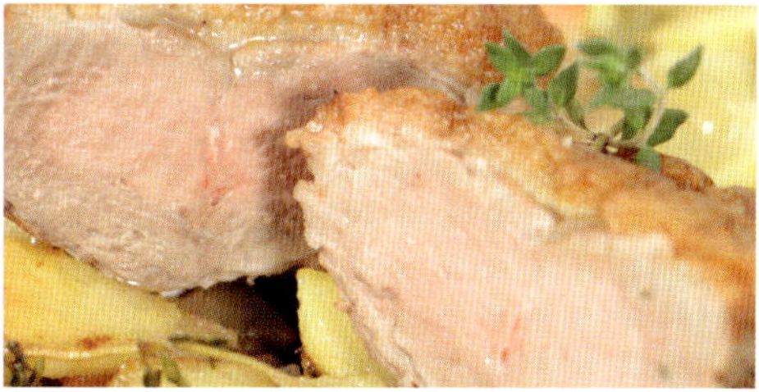

ENTE: Das Fleisch der Ente ist in der TCM kühl, süß und salzig. Daher ist es hevorragend geeignet, um Blut und Yin zu tonisieren.

TOFU MIT SPROSSEN UND GEMÜSE

> HAUPTSPEISE > 4 - 6 PERSONEN
> WIRKUNG: KÜHLEND

Zutaten

- *250g Tofu*
- *500g Gemüse (Brokkoli, Mangold, Erbsenschoten, Spargel, Sojasprossen, Radieschen, Stangensellerie)*
- *Kresse*
- *Kleines Stück Ingwer, Shoyu Sauce, Spritzer Apfelessig, 2 EL gehackte Petersilie, 1 TL geschnittene Salbeiblätter, Prise Pfeffer, etwas Öl*

Zubereitung: Aus dem gepressten Ingwer, der Shoyu Sauce, dem Apfelessig, der Petersilie und dem Salbei eine Marinade machen und den in Scheiben geschnittenen Tofu mindestens 1 Stunde darin einlegen. Das Gemüse in mundgerechte Stücke schneiden und bissfest dämpfen oder dünsten. Den Tofu in einer Pfanne mit Öl leicht anbraten, das Gemüse dazugeben und kurz miträsten. Das Ganze mit der restlichen Marinade übergießen und eventuell mit Pfeffer abschmecken. Mit Kresse bestreuen und servieren.

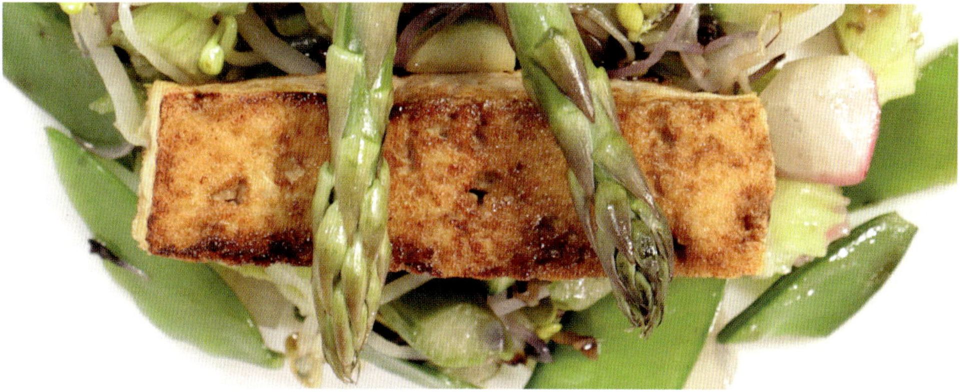

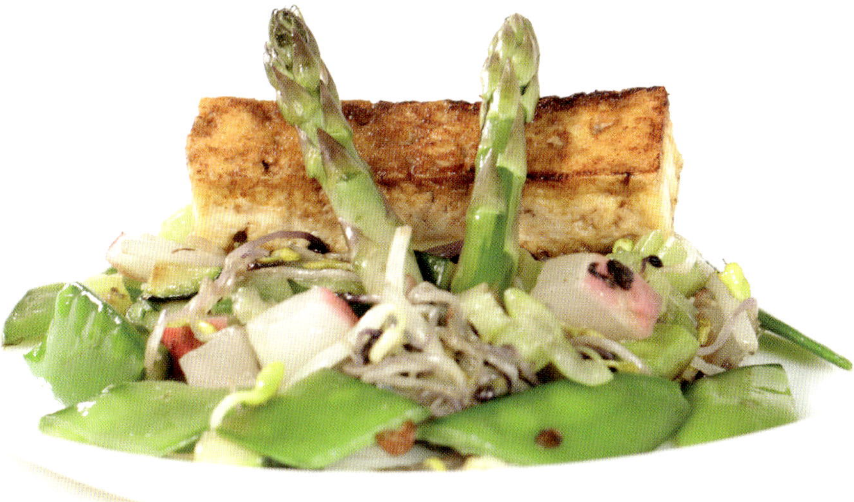

SPINAT-TOPFENKNÖDEL

> HAUPTSPEISE > 4 PERSONEN
> WIRKUNG: BLUT AUFBAUEND, KÜHLEND

Zutaten für 8 Knödel

- *200g Blattspinat*
- *70g Topfen, 70g Schafskäse*
- *120g Butter*
- *1 Zwiebel*
- *2 Eier*
- *100g Semmelbröseln*
- *20g Dinkelvollkornmehl*
- *30g Pinienkerne*
- *Etwas Parmesan*
- *Salz, Pfeffer, Muskat*

Zubereitung: Die Zwiebel klein schneiden und in einer Pfanne mit wenig Wasser und einem kleinen Stück Butter weichdünsten. Gegen Ende den klein geschnittenen Spinat kurz dünsten, danach mit Topfen, Schafskäse Bröseln, Mehl, Zwiebel und Eiern vermengen. Mit Salz, Pfeffer und geriebenem Muskat gut abschmecken. Aus dem Teig Knödel formen und in kochendem Salzwasser ca. 10 Minuten ziehen lassen. Die Butter in einer Pfanne zerlassen und anbräunen. Die Pinienkerne ohne Fett rösten. Die Knödel mit Butter, Pinienkernen und etwas geriebenem Parmesan anrichten.

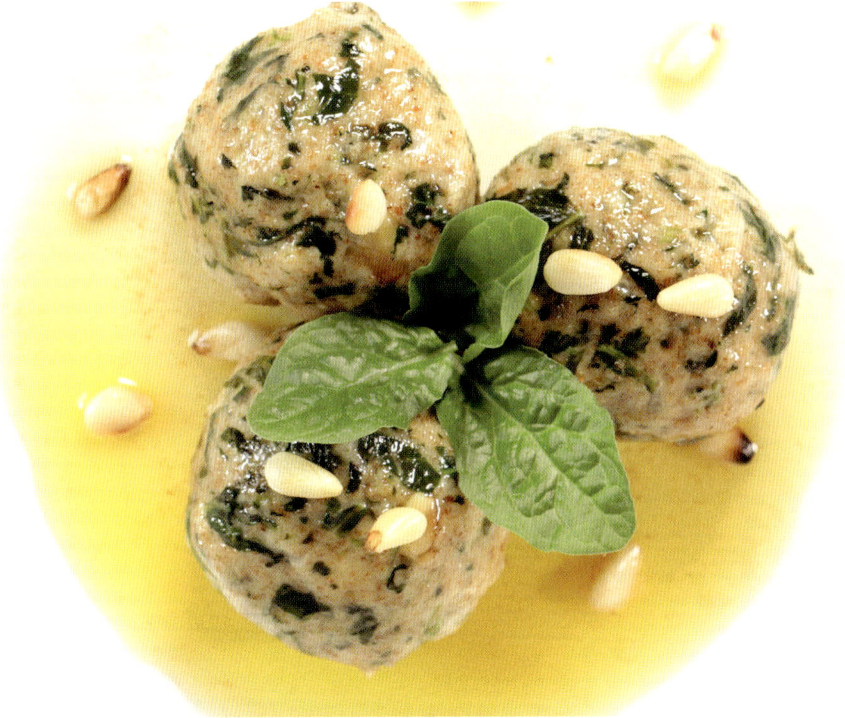

SPINAT: Ein beliebter Frühjahrsbote nach dem langen Winter! Spinat besteht zu 91 Prozent aus Wasser und der geringe Kohlenhydratanteil setzt sich hauptsächlich aus nicht löslichen Ballaststoffen zusammen. Das macht Spinat zu einem hervorragenden wie leichten Lebensmittel, um zu Entschlacken und zu Entgiften. Sein hoher Anteil an Eisen unterstützt die Blutbildung. So sieht das auch die TCM: Spinat tonisiert Blut und Yin und kann die Essenz nähren.

NOCKERL MIT ORANGEN-RHABARBERKOMPOTT

> NACHSPEISE > 4 - 6 PERSONEN
> WIRKUNG: KÜHLEND, BEFEUCHTEND

Zutaten Nockerl
- *250ml Joghurt*
- *250ml Schlagobers*
- *2-3 EL Honig*
- *Spritzer Orangensaft, Orangenschale gerieben*
- *5 Blatt Gelatine (Agar-Agar)*

Zutaten Orangen-Rhabarberkompott
- *6 Stangen Rhabarber*
- *250ml frischer Orangensaft*
- *1 Vanilleschote*
- *Zum Süßen Honig, Kokosblütenzucker oder ähnliches verwenden*
- *Filets von einer Orange*
- *1-2 EL Kuzu*

Zubereitung: Den Rhabarber schälen und in circa 2 cm große Stücke schneiden. Den Orangensaft mit der Vanilleschote, der Schale des Rhabarbers und dem Honig aufkochen und ca. 10 min nachziehen lassen. Danach abseihen, die Rhabarber Stücke und die Orangenfilets hinzufügen und kurz aufkochen. Das Kuzu kalt anrühren und nach und nach dazugeben bis die gewünschte Konsistenz erreicht ist.

Für die Joghurtnockerl die Gelatine in kaltem Wasser einweichen und ausdrücken. Die ausgedrückte Gelatine in wenig Wasser am Herd warm machen und auflösen. Joghurt, Honig und Orangenschale mit einem Spritzer Orangensaft verrühren. Die Gelatine unter die Joghurtmasse ziehen und das geschlagene Schlagobers unterrühren. Die Masse im Kühlschrank erkalten lassen.

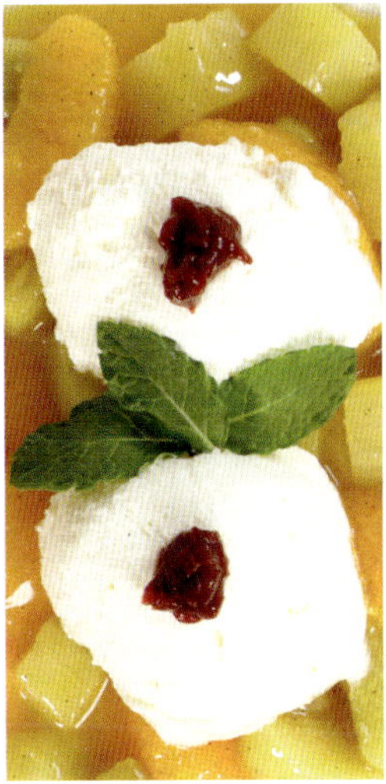

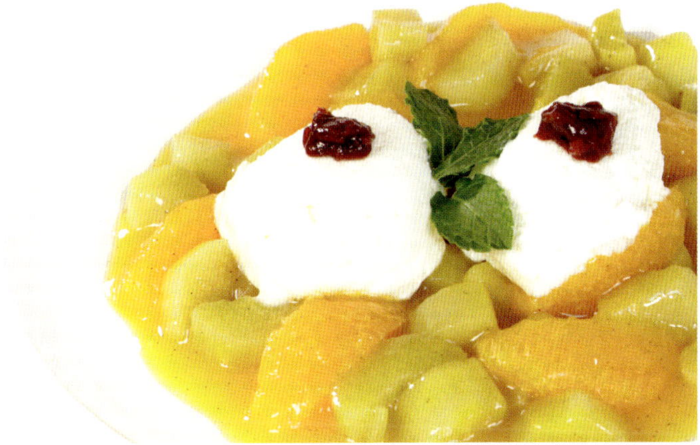

RHABARBER: Die „Wurzel der Barbaren" enthält alles, was der Organismus braucht, um im Frühling auf Touren zu kommen. Sie regt die Darmfunktion an, fördert eine gesunde Verdauung und hilft den Stoffwechsel anzukurbeln. In der TCM wird Rhabarber ebenso eingesetzt: Um den Stuhlgang anzuregen, um Stagnation zu bewegen und um zu entgiften.

ERDBEER-BISKUITTORTE MIT ZITRONENCREME

> NACHSPEISE > 4 - 5 PERSONEN
> WIRKUNG: KÜHLEND, BEFEUCHTEND, BLUT AUFBAUEND

Zutaten

- *4 Eier*
- *20g Dinkelmehl*
- *20g Speisestärke*
- *2 EL Zucker*
- *50g flüssige Butter, 1 Prise Salz, geriebene Schale einer Zitrone (Zeste)*
- *500g Erdbeeren*
- *halber Bund Minze*
- *5 Blatt Gelatine*
- *100ml Zitronensaft und deren Zeste, 100 ml Wasser*
- *2 EL Honig*
- *250ml Schlagobers*
- *4 EL Topfen*
- *1 - 2 EL Kuzu*

Zubereitung: Das Backrohr auf 200 Grad vorheizen. Das Eigelb mit dem Zucker und der Zitronenschale schaumig rühren. Das Eiklar steif schlagen und 1/3 davon unter die Eigelbmasse heben. Das Mehl und die Stärke auf die Eigelbmasse sieben und unterrühren. Den restlichen Eischnee und die flüssige Butter ebenfalls unterheben.

Die Masse in einen Tortenring von 24cm füllen und ca. 10 Minuten backen. In der Zwischenzeit den Zitronensaft, die Zeste, das Wasser und den Honig aufkochen. Das Kuzu mit etwas kaltem Wasser auflösen, dann kurz mitköcheln, vom Herd nehmen und abkühlen lassen. Das Schlagobers steif schlagen, mit dem Topfen und dem abgekühltem Zitronensaft vermengen.

Die Erdbeeren zerkleinern, 2 EL davon pürieren und die gehackte Minze dazugeben. Die, in kaltem Wasser aufgeweichte, Gelatine am Herd auflösen und in die Erdbeermasse mengen. Auf den abgekühlten Biskuit die Zitronencreme streichen, die Erdbeeren darauf verteilen und kühlen.

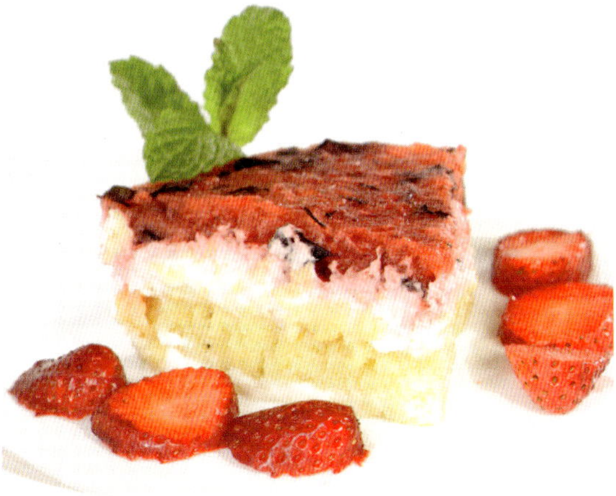

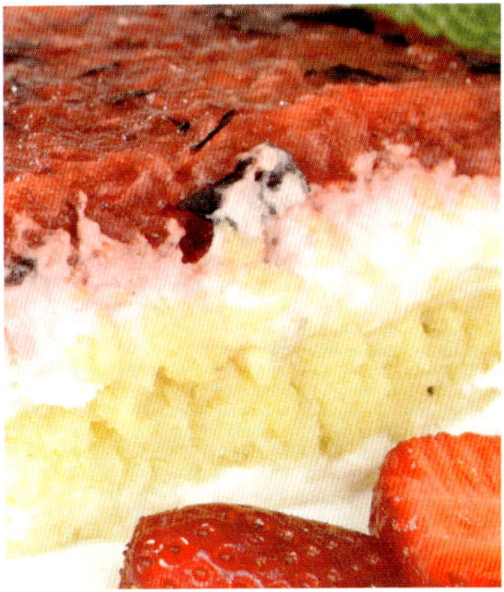

ERDBEEREN: Eignen sich hervorragendend, um das Holzelement zu befeuchten und Blut zu bewegen. Ihr Vitamin C Gehalt ist höher als der von Zitrusfrüchten, zudem beinhalten sie eine Fülle an Antioxidantien und gelten als natürliches Antibiotikum.

LIMETTEN- UND HIMBEERSORBET

> NACHSPEISE > 4 -6 PERSONEN
> WIRKUNG: KÜHLEND, BEFEUCHTEND, BLUT AUFBAUEND

Zutaten Limettensorbet

- *60g Agavenzucker*
- *100ml Wasser,100ml Limettensaft und die Zeste der Limetten*
- *1/2 Bund Minze*
- *1 EL Seidentofu*

Zutaten Himbeersorbet

- *500g Himbeeren*
- *40-80g Agavenzucker (je nach Süße der Früchte)*
- *1 EL Seidentofu*
- *150ml Wasser, Spritzer Zitronensaft*
- *50g gesalzene Pistazien*
- *2 EL Zucker*

Zubereitung Limettensorbet: Den Zucker mit dem Wasser und dem Limettensaft aufkochen und circa 5 Minuten köcheln. Abkühlen lassen, den Seidentofu dazugeben und glatt rühren (Mixstab), dann mit dem Limettensaft, der Zeste und der geschnittenen Minze vermengen. In ein tiefkühltaugliches Geschirr geben und einfrieren. Das Sorbet sollte jede Stunde verrührt werden. Nach 3-4 Stunden ist das Sorbet fertig.

Zubereitung Himbeersorbet: Den Zucker mit dem Wasser aufkochen und 5 min. köcheln. Die Himbeeren fein pürieren und durch ein Sieb streichen. Das Zuckerwasser mit den Himbeeren und dem Seidentofu mischen und nochmals fein mixen. Mit dem Zitronensaft abschmecken. In ein tiefkühltaugliches Geschirr geben und einfrieren. Das Sorbet sollte jede Stunde verrührt werden. Nach 3-4 Stunden ist das Sorbet fertig. Den Zucker in einer Pfanne karamellisieren und die Pistazien darunter rühren. Abkühlen lassen, dann grob hacken und das Himbeersorbet bestreuen.

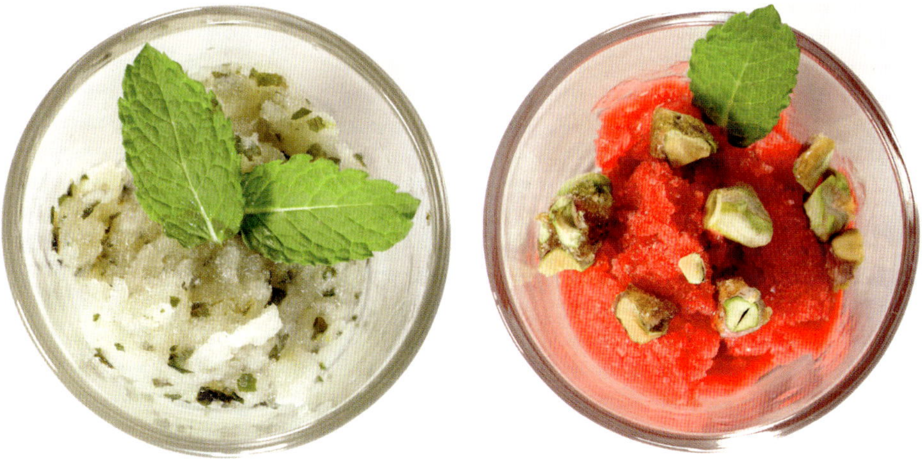

HIMBEEREN: Beeren wirken in der TCM durch ihren süßen und sauren Geschmack Säfte und Yin bewahrend, während sie gleichzeitig Energie aufbauen. Durch die Kombination von viel Vitamin C und Eisen tonsieren sie auch das Blut.

> ÜBER DIE AUTOREN

> MANUELA TAUDES

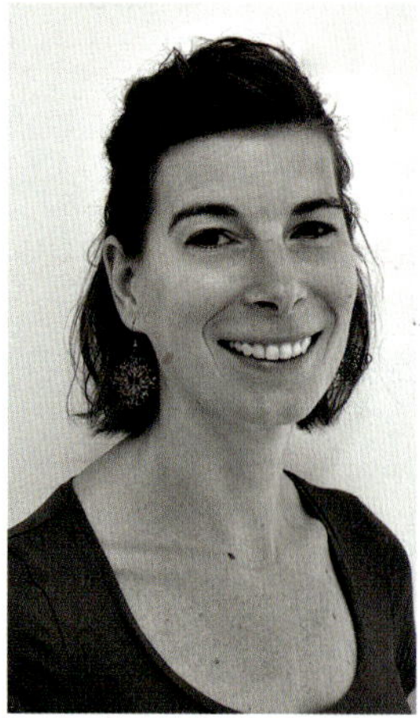

Aufgewachsen in einer Gasthaus-Familie. Somit war der Weg gefunden, es folgten Hotel und Tourismusschule. 2004 erster Kontakt mit der TCM. Zuerst Ausbildung in Akupunkt Meridian Massage, anschließend die Ausbildung in chinesischer Ernährungslehre nach Claude Diolosa und Ausbildung zur Hara Shiatsu Praktikerin. Manuelas Motto: „Nichts verändert sich, bis man sich selbst verändert und plötzlich verändert sich alles!"

www.shiatsu-mitherz.at

> MIKE MANDL

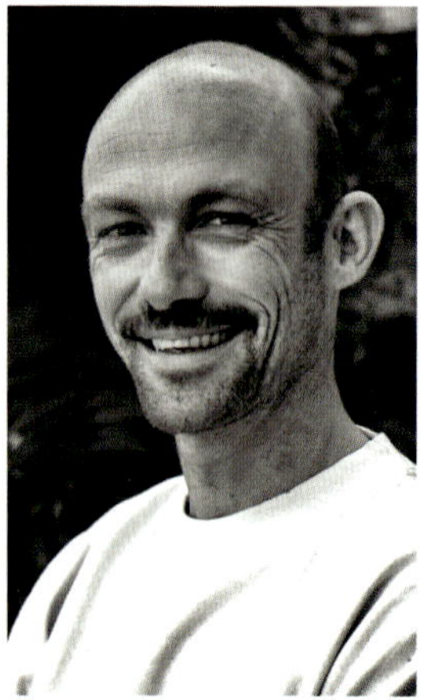

Begann sich bereits sehr früh mit Ernährung auseinanderzusetzen. Mit 19 Jahren leitete er einen Bauernhof, um über Anbau und Verwertung zu lernen. Mit 20 organisierte er bereits Fastenwochen. Es folgte eine intensive Auseinandersetzung mit verschiedensten Ernährungszugängen und Philosophien, bis er beim Elementaren Kochen landete. Weil es kein Patentrezept für die richtige Ernährung gibt. Ernährung muss immer individuell abgestimmt werden.

www.mikemandl.eu